BERNHARD BÜHR | EVA-MARIA ENGL

ERNÄHRUNG FÜR
HOCHSENSIBLE

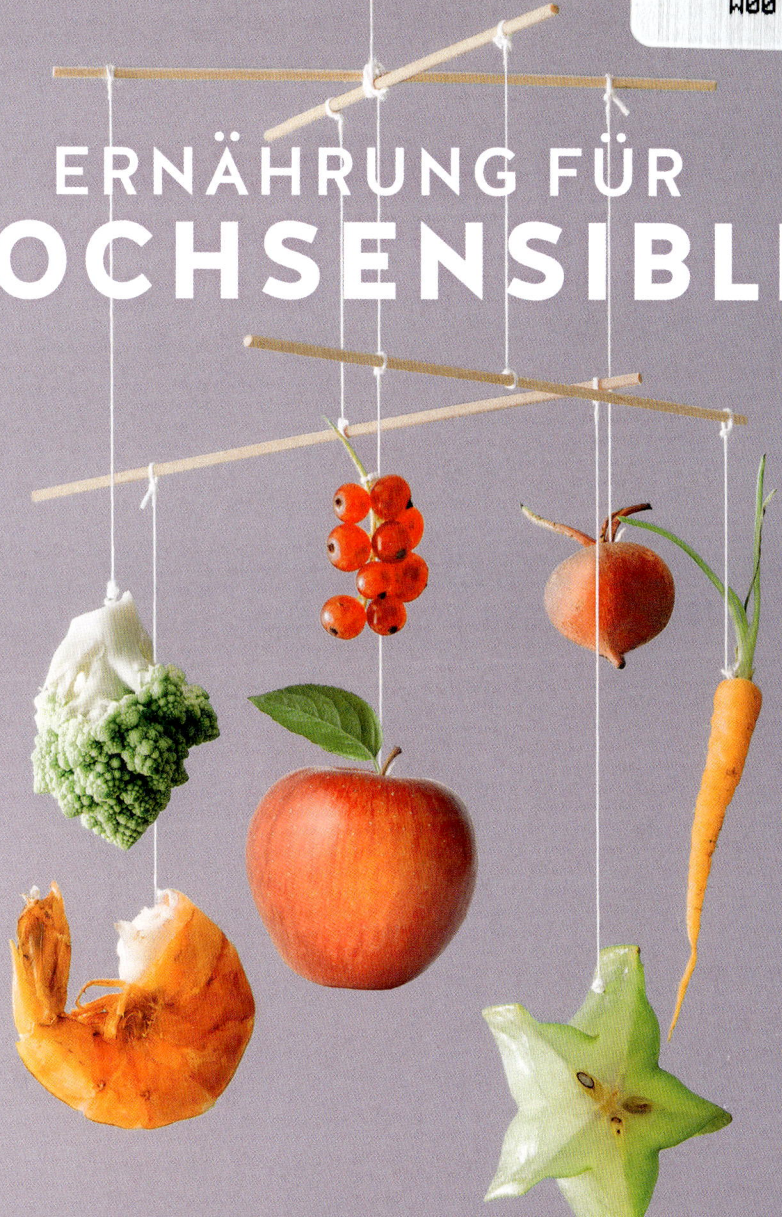

THEORIE

PRAXIS

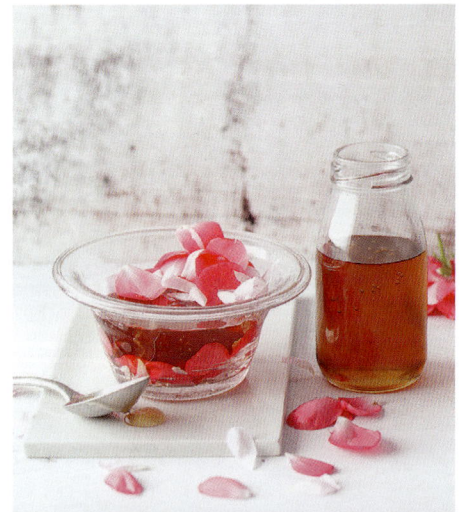

Hochsensibilität wurde bislang als psychische Besonderheit aufgefasst. Die körperliche Seite blieb weitgehend unbeachtet. Die Autoren verbinden nun die aktuellen Forschungsergebnisse zur Hochsensibilität mit der Erfahrung aus ihrer Ernährungsberatung für hochsensible Menschen. Hoch sensibel und genussvoll!

Bernhard Bühr

geboren 1964, hochsensibel, Heilpraktiker, Psychologischer Berater und Diätkoch, hat sich auf die gesundheitliche Betreuung von hochsensiblen und hochbegabten Menschen spezialisiert.
Er beschäftigt sich mit allen Aspekten der Ernährung, vom Anbau über die Therapie bis zur Esspsychologie. Bei sich selbst heilte er ein Reizdarmsyndrom und entwickelte Methoden zur richtigen Ernährung, die heute seinen Klienten helfen.

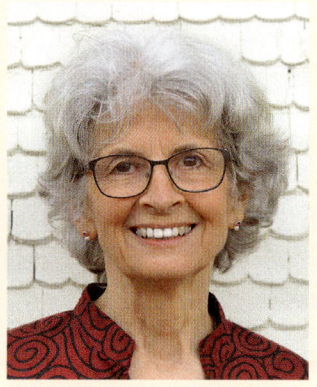

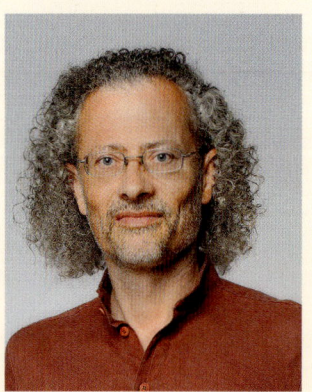

Eva-Maria Engl, M. A.

Jahrgang 1950, ebenfalls hochsensibel, Klinische Linguistin und Logopädin, begleitet als Sprachtherapeutin seit vielen Jahren Menschen nach einer Hirnschädigung auf ihrem Weg aus der Sprachlosigkeit. Als Lehrlogopädin hat sie viele angehende Therapeutinnen und Therapeuten auf das Berufsleben vorbereitet. Nun fließt ihre reiche Erfahrung in das gemeinsame Wirken für hochsensible Menschen mit ein.

EIN WORT VORAB

Sie wissen bereits, dass Sie hochsensibel sind oder ahnen es zumindest. Vielleicht gehören Sie auch zu den vielen Hochsensiblen, für die Essen und Verdauen eine Dauerbaustelle ist. Wo immer Sie gerade stehen, dieses Buch wird Ihnen zeigen, wie aus Ihrer Ernährung eine rundum nährende Sache wird. Denn Essen ist nicht nur Nahrungsaufnahme. Es ist sinnlich, sozial und spirituell. In den folgenden Kapiteln kombinieren wir langjährige heilkundliche Erfahrung mit aktuellen Forschungsergebnissen, würzen alles mit unserem reichen Erfahrungsschatz aus therapeutischer Arbeit und servieren es in bekömmlichen Portionen.

Wir, das sind Bernhard und Eva, beide hochsensibel und inzwischen ein Paar. Im Nachkriegsdeutschland aufgewachsen, haben wir einen existenzielleren Bezug zum Essen als nachfolgende Generationen. Während Eigenanbau und Wildsammlung heute als trendy gelten, haben wir dies in unserer Jugend als Selbstverständlichkeit erfahren. Wir haben als Hausmann beziehungsweise -frau die Mehrfachbelastung Familie-Kind-Beruf durchlebt und sehen nun unsere Kinder als junge Eltern.

Mit diesem Blick in verschiedene Lebenswelten gelingt uns auch eine gesunde Distanz zur modernen Warenwunderwelt, die uns schleichend entmündigt. Und EntMÜNDdigung darf dabei durchaus direkt verstanden werden als Nicht-mehr-über-seinen-Mund-bestimmen-Können und Keine-eigene-Stimme-mehr-Haben. Wir halten es für gesund, dass sich der hochsensible Körper gegen die fortwährenden Täuschungen und BevorMUNDungen wehrt …

… und wir laden Sie ein, mit uns den Weg zu mehr Selbstbestimmtheit zu gehen – auch in der Ernährung!

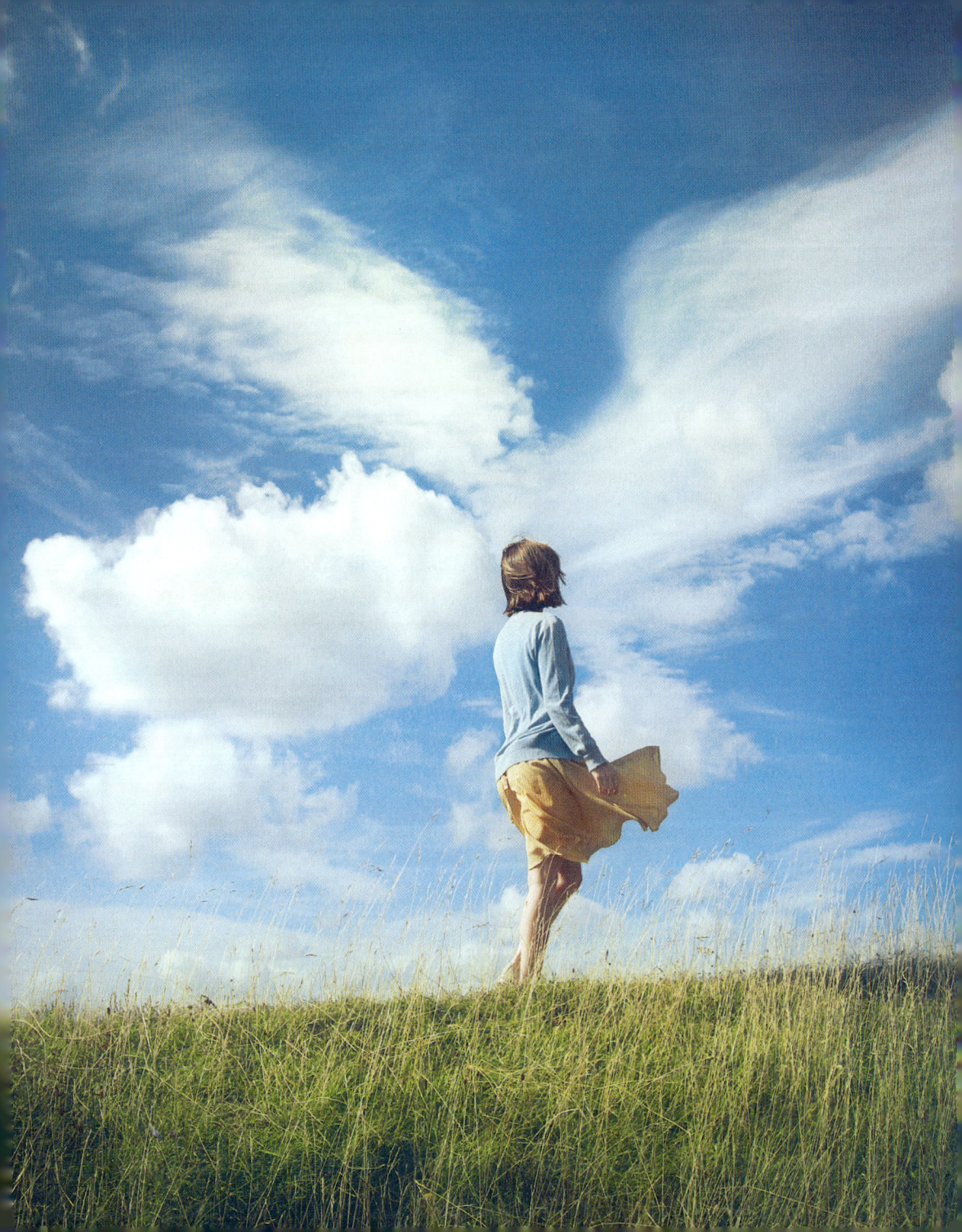

LEBEN MIT EINER BESONDEREN GABE

Hochsensible Menschen nehmen die eigene Lebenswelt detailreicher wahr als andere. Reize werden als penetranter oder auch berührender erlebt, die Gewöhnung daran ist geringer. Dieses Mehr hat auch für den Körper komplexe Folgen.

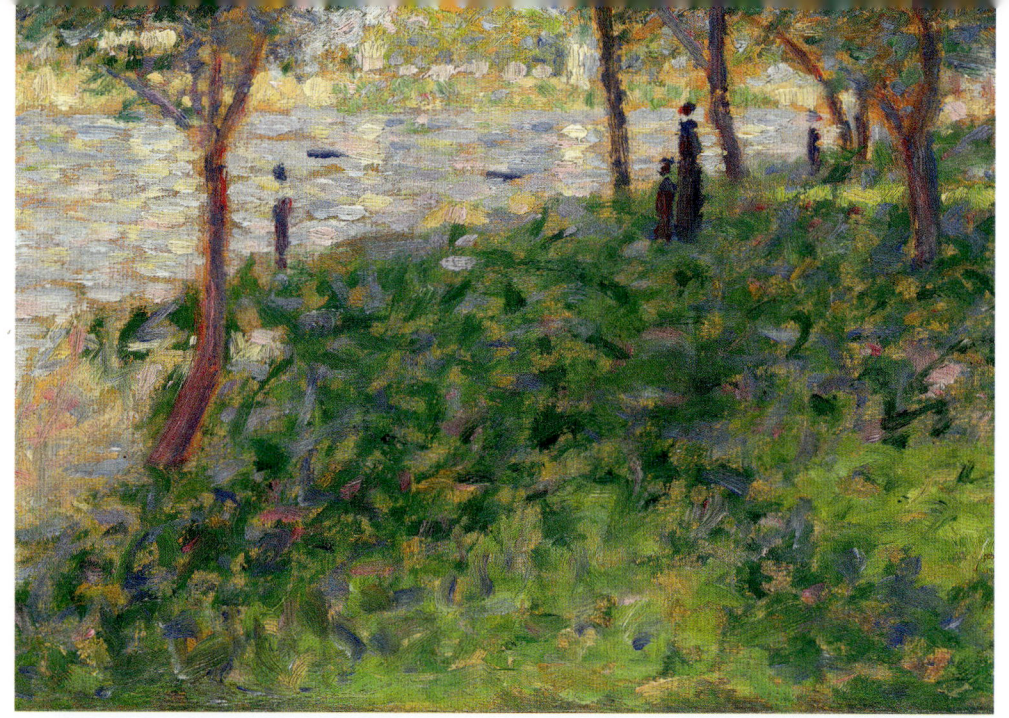

HOCHSENSIBILITÄT –
WAS IST DAS?

Hochsensibilität bezeichnet eine genetisch bedingte Besonderheit, durch die es zu einer stärkeren und anhaltenderen Aktivierung und einer überdauernden Sensitivierung kommt. Betroffene nehmen ihre Lebenswelt deutlich detailreicher wahr als normalsensible Menschen und auch schwächere Umweltreize werden bewusst erfasst. Die Gewöhnung an Umweltreize ist geringer und entsprechend werden sie als penetranter oder auch berührender erlebt. Dieses Mehr an Wahrnehmung verlangt nach einer komplexeren Verarbeitung. Daraus entwickelt sich oft ein Lebensgefühl, wie es im Werk impressionistischer Maler oder auch bei Dichtern wie Rainer Maria Rilke oder Khalil Gibran durchscheint – pastellig, poetisch, natursuchend, feinfühlend, suchend nach Ästhetik und Ganzheit.

KLEINER WEGWEISER DURCH DAS BEGRIFFSGESTRÜPP

Neben dem von der amerikanischen Psychologin Elaine Aron geprägten Begriff der Hochsensibilität (engl. *High Processing Sensitivity*, kurz HSP) kursieren diverse Bezeichnungen, die teils synonym gebraucht werden. Häufig zu hören sind vor allem die Begriffe Hochsensitivität und Hypersensibilität.

High Processing Sensitivity

Wir gebrauchen den Begriff der Hochsensibilität im Sinne der High Processing Sensitivity, wie sie von Elaine Aron erforscht und beschrieben wurde.

Allerdings erweitern wir den Begriff dahingehend, dass wir Hochsensibilität als ein gesamtkörperliches Phänomen auffassen. Die damit verbundenen körperlichen Erscheinungen, wie zum Beispiel eine erhöhte Empfindsamkeit gegenüber bestimmten Nahrungsmitteln und synthetischen Stoffen im Allgemeinen, werden bislang nur recht allgemein als eine Art Reizoffenheit beschrieben, obwohl jeder Hochsensible sie in irgendeiner Form kennt. Wir betrachten sie jedoch als integralen Teil der Hochsensibilität.

Hochsensitivität

Hochsensitivität lehnt sich zwar an das englische *High Sensitivity* an, wird inzwischen jedoch mehr und mehr im Sinne einer medialen und empathischen Begabung verstanden, so beispielsweise von der Autorin und Thera-peutin Anne Heintze, die sich auf das Coaching von hochsensiblen und hochbegabten Menschen spezialisiert hat.

Zwar überschneiden sich Hochsensibilität und Medialität, doch sind sie eher verwandte Phänomene, die ebenso einzeln auftreten. Unter Medialität versteht man die Fähigkeit, Dinge wahrzunehmen, die allgemein als nicht wahrnehmbar gelten, und so zu Wissen zu gelangen, das nicht durch normale Wahrnehmung oder Nachdenken erlangt werden kann. Dazu gehören Hellsehen, Hellfühlen und ähnliche Begabungen.

Hypersensibilität

Den Begriff Hypersensibilität lehnen wir generell ab, suggeriert er doch, dass man ZU sensibel sei, also ein Defizit habe.

Der Begriff führt damit eine weitverbreitete Diskriminierung fort, nach der Hochsensible bereits von Kindesbeinen an als zu empfindlich kritisiert werden. Fast alle Betroffenen kennen das. Im Gegenzug könnte man Normalsensiblen Abstumpfung vorhalten.

Eine hohe Sensibilität ist jedoch zunächst wertvoll und keineswegs defizitär oder krankhaft. Wie Augenfarbe oder Haarfarbe ist sie schlicht eine Ausprägung menschlicher Verschiedenartigkeit. So wenig wie es Normalsensiblen gelingt, ihr stärkeres Verschmelzen der Sinneseindrücke auf Dauer abzustellen, so wenig können Hochsensible ihr detailreicheres Wahrnehmen zurücknehmen, ohne sich zu überlasten.

ANGRENZENDE PHÄNOMENE

Hochsensibilität ist auffallend häufig vergesellschaftet mit weiteren Besonderheiten, darunter Hochbegabung, Synästhesie, Linkshändigkeit und mediale Begabung.

Hochsensible Hochbegabung

Anne Heintze hat vorgeschlagen, Hochsensibilität als eine Form der Hochbegabung zu betrachten, und beruft sich dabei auf das Konzept der multiplen Intelligenz, das der US-amerikanische Erziehungswissenschaftler Howard Gardner entwickelt hat.
Bislang bezieht sich der Begriff der Hochbegabung jedoch auf eine rein kognitive Hochbegabung. Andere Begabungen, beispielsweise musische oder kreative Begabungen, werden damit nicht abgebildet. Hochsensibilität nun, wie von Heintze angeregt, als eine sensorische Hochbegabung aufzufassen, kann helfen, diese besondere Gabe in sich zu entfalten. Es führt jedoch zu dem Missverständnis, dass, wer hochsensibel ist, auch einen IQ von 130 oder höher haben müsse. Dem ist durchaus nicht so. Beide Phänomene treten auch unabhängig voneinander auf. Wenn hier von Hochbegabung die Rede ist, bezieht sich der Begriff deshalb auf die kognitive Hochbegabung (IQ 130+, gemessen mit anerkannten Testverfahren).
Treffen die beiden Phänomene jedoch aufeinander, entfalten sie als hochsensible Hochbegabung ein ganz eigenes Gepräge. Zur intensiven und detailreichen Reizverarbeitung tritt

dann ein Hunger nach Neuem und Sinnhaftem hinzu und dabei entsteht etwas Drittes. Hält der Betroffene seinen Entfaltungsdrang im Zaum, so fühlt er sich bald sinnleer und gefangen wie der Panther in Rainer Maria Rilkes gleichnamigem Gedicht. Lässt er die Bestie aber frei, strandet er in der Selbstüberforderung. Die Herausforderung der hochsensiblen Hochbegabung ist es folglich, gleich dem indischen Gott Shiva den Tiger zu reiten und zu zügeln.
Für die Betrachtung der Ernährung bei hochsensibler Hochbegabung muss zusätzlich eine häufig ausgeprägtere Neigung zu entzündlich-allergischen Reaktionen berücksichtigt werden. Daneben führt die hochsensible Hochbegabung oft zu einem Leben am Limit und kann damit natürlich vermehrt zu Stresserkrankungen führen.

Hochsensibilität und Asperger

Unter den neurophysiologischen Besonderheiten, die mit Hochsensibilität in Zusammenhang gebracht werden, taucht immer wieder auch das Asperger-Syndrom auf. Auch bei dieser Autismus-Spektrum-Störung ist eine ausgeprägt detailreiche Wahrnehmung, eine geringe Gewöhnung an Reize und eine daraus entstehende hohe Reizempfindlichkeit typisch. Durch eingehende Gespräche mit Betroffenen sind wird jedoch zu dem Schluss gekommen, dass sich das Erleben bei Asperger doch vom Erleben bei Hochsensibilität unterscheidet. Das bedeutet, dass die hohe

Sensibilität hier als ein Aspekt des Asperger-Syndroms und nicht als zusätzliche Hochsensibilität aufzufassen ist.

Andererseits gibt es bei Asperger und Hochsensibilität unverkennbar Parallelen bezüglich der Reaktionen auf Nahrungsmittel, sodass auch Asperger-Betroffene aus den hier vorgestellten Ernährungsempfehlungen einen gewissen Nutzen ziehen können.

Hochsensibilität und Synästhesie

Synästhesie ist ein weiteres angeborenes Wesensmerkmal, das überdurchschnittlich häufig mit Hochsensibilität einhergeht. Menschen mit Synästhesie verknüpfen Sinneswahrnehmungen, Gedanken und Gefühle unwillkürlich auf eine Weise, die für Nicht-Synästheten nur schwer vorstellbar ist. Manche nehmen Buchstaben, Wochentage oder Töne farbig wahr, andere erleben Düfte und Geschmäcker als greifbare Formen, verknüpfen Farben und Töne mit Temperaturen und vieles mehr. Das Phänomen ist bislang noch wenig bekannt. Man nimmt zwar an, dass etwa drei Prozent der Menschen Synästheten sind, doch sind sich Synästheten häufig ihrer Veranlagung selbst nicht bewusst oder verbergen diese aufgrund schlechter Erfahrungen. Deshalb sind die Erkenntnisse zu den Besonderheiten bei Synästhesie noch lückenhaft. Insgesamt zeichnet sich jedoch bereits ab, dass zumindest die Ernährungsbedürfnisse von Synästheten denen der hochsensiblen Hochbegabten gleichen.

WOHLBEFINDEN DURCH ERNÄHRUNG

Synästhesie lässt sich zusammen mit Hochsensibilität, Hochbegabung und Asperger-Syndrom als eine neurodiverse Familie sehen, bei der ähnliche Ernährungsstrategien zu größerem Wohlbefinden und mehr Gesundheit beitragen.

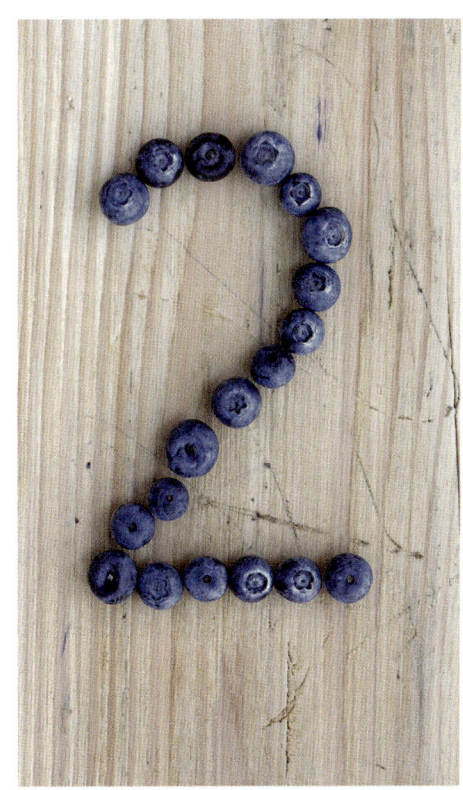

Welche Farbe hat Deine Zwei und wie schmeckt sie? Synästheten erleben die Welt überraschend anders.

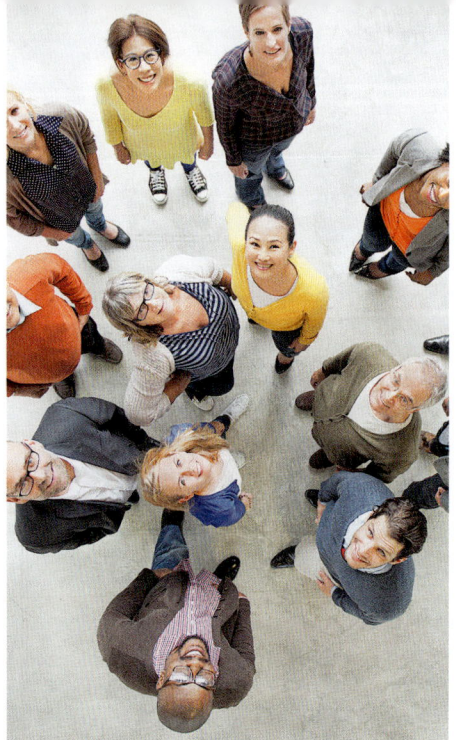

Vielfalt bereichert! Menschen unterscheiden sich – nicht nur in der Haarfarbe, auch in den Empfindungen.

TRAUMA ODER SOZIALER SCHONRAUM

Medienbeiträge bringen Hochsensibilität immer wieder mit diversen medizinischen Diagnosen oder Traumatisierungen in Verbindung. Hochsensibilität ist jedoch weder krankhaft noch traumatisch oder neurotisch bedingt. Auch von AD(H)S, Burnout, Depression, Posttraumatischem Belastungssyndrom (PTBS) und ähnlichen Erkrankungen ist sie klar abzugrenzen. Aufgrund der diagnostischen Schwierigkeiten kommt es allerdings durchaus öfter zu falschen Einschätzungen

und natürlich können zusätzlich zur Hochsensibilität weitere Erkrankungen auftreten. So sind Hochsensible in einer zunehmenden Ellenbogengesellschaft freilich auch gefährdeter, psychisch krank zu werden.

Auch Schulmediziner versteigen sich immer wieder zu der Auffassung, dass Hochsensibilität nur ein neues Störungsetikett sei, um Schonraum zu erhalten, ohne als krank gelten zu müssen. Hochsensibilität ist jedoch Ausdruck menschlicher Biodiversität und ebenso wenig behandlungsbedürftig wie blaue Augen. Leider berichten aber noch immer Hochsensible davon, dass sie über Jahre nicht ernst genommen und in der Folge auch fehlbehandelt wurden. Behandlungsbedürftig ist hier also eigentlich nur die blauäugige Annahme, dass von Fachleuten mit einer ignoranten Haltung eine kompetente Behandlung zu erwarten sei. Und auch sonst sollten wir uns gegen abschätzige Äußerungen konsequent wehren und Hochsensibilität als eine Qualität würdigen.

EIN HOCH AUF DIE VIELFALT

Neurophysiologische Besonderheiten wie Hochsensibilität, Hochbegabung, Linkshändigkeit oder Synästhesie sind ebenso wie die Augenfarbe oder die Kopfform Ausdruck der Biodiversität der Menschen. Und Vielfalt ist niemals therapiebedürftig!

WIE ENTSTEHT HOCHSENSIBILITÄT?

Gleißende Sommersonne, Blätterrauschen, Vögel zwitschern und in der Ferne brummt der Verkehrslärm – wir nehmen überall Reize auf, die als Nervenimpulse weitergeleitet werden. Durch Neurotransmitter werden diese Reize abgeschwächt oder verstärkt und schließlich zu Wahrnehmungen verknüpft. Was bei Normalsensiblen aber zu einem wenig störenden Hintergrundrauschen verschmilzt, bleibt bei uns Hochsensiblen als detailreiche Wahrnehmung erhalten – auch beim 50. Mal. Warum?

Genetische Anpassung

Hochsensibilität beruht nicht auf einer kuriosen Genmutation. Eine ganze Reihe von Genen leisten jeweils einen kleinen Beitrag dazu. Solche Genkomplexe entwickeln sich nur als Anpassung an eine spezifische Lebensumwelt über lange Zeiträume. Zwar ist die wissenschaftliche Datenlage noch dünn, doch sind wir inzwischen weit davon entfernt, Hochsensibilität als Phänomen noch infrage zu stellen. Ansatzweise lässt sich bereits erklären, wie sie zustande kommt.

Um am Ende dann auch zu alltagstauglichen Ernährungsempfehlungen zu gelangen, beziehen wir uns hier nicht auf die psychologischen Erklärungsmodelle, sondern konzentrieren uns auf das Neuroendokrinum. Darunter versteht man das komplexe Netzwerk der Botenstoffe im Nervengewebe, das

sowohl die körperlichen wie auch psychischen Erscheinungen der Hochsensibilität erst ermöglicht. Es handelt sich also quasi um das biochemische Uhrwerk unseres persönlichen Welterlebens.

Die amerikanische Sozioneurowissenschaftlerin Bianca P. Acevedo und andere Forscher haben mit bildgebenden Verfahren gezeigt, dass im Gehirn von Hochsensiblen Reize anders verarbeitet werden. Da Hochsensibilität bereits in der frühen Kindheit auftritt, folgt daraus, dass bereits die Hirnreifung bei hochsensiblen Menschen anders verläuft. Die Hirnreifung wird vor allem durch Neurotrophine gesteuert. Diese wiederum sind auch bedeutsam für das Immunsystem und das sogenannte Bauchhirn (enterales Nervensystem), zwei ebenfalls recht typische Problemzonen bei Hochsensibilität.

Stärkere Aktivierbarkeit

Ein anderes wichtiges Puzzleteil zur Antwort auf die Frage »Wie kommt es zur Hochsensibilität?« haben der chinesische Neurowissenschaftler Chuhui Chen und sein Team bereits gefunden. Hochsensibilität ist verknüpft mit genetischen Besonderheiten, die das Dopaminsystem betreffen. Der Neurotransmitter Dopamin aktiviert, motiviert, schenkt Lust und ist deshalb unverzichtbar für Lernen, Aufmerksamkeit, Wachheit, Glück und diverse andere Hirnleistungen. Vor allem koordiniert der Botenstoff die Feinabstimmung zwischen Erregung und Beruhigung. Dies leistet das

Dopamin auch außerhalb des Gehirns, so in den Bauchorganen, in den Hormondrüsen und im Immunsystem. Wenn wir also wieder einmal Feuer und Flamme sind für eine Idee oder eine Liebe und Schmetterlinge im Bauch haben, dann erleben wir eine typische Dopaminwirkung. Sie ahnen es wohl bereits, wir Hochsensible haben ein Dopaminsystem, das zu einer stärkeren und anhaltenderen Erregung führt. Und es haben sich noch weitere Phänomene herauskristallisiert, die auf die Besonderheiten des hochsensiblen Dopaminsystems zurückzuführen sind: eine geringe Gewöhnung (Habituation) an wiederholte Reize, eine überdauernde Sensitivierung sowie eine besondere Empfindsamkeit gegenüber bestimmten Stressfaktoren.

Geringere Gewöhnung

Der tropfende Wasserhahn, Basswummern, Straßenlärm, Standby-Geräusche von elektronischen Geräten – je gleichförmiger, desto anstrengender. Die Fähigkeit, sich an solche wiederholten Reize zu gewöhnen, nennt man Habituation. Doch als Hochsensible habituieren wir uns deutlich schwächer als Normalsensible. Das Kratzen des Kragenetiketts ist ein immer wieder berichtetes Beispiel dafür. Einmal wahrgenommen, verschwindet es nicht wieder aus dem Bewusstsein. Ganz im Gegenteil: Das Gefühl wird sogar immer unerträglicher. In der reizverschmutzten Lebenswelt der Postmoderne sind wir dementsprechend immer ein bisschen auf dem Sprung.

Bisweilen wird dies dann als Angststörung missinterpretiert. Schon Elaine Aron hat auf diese Verwechslungsgefahr hingewiesen und betont, dass hier doch etwas substanziell anderes geschieht – und zwar der Aufbau einer Sensitivierung.

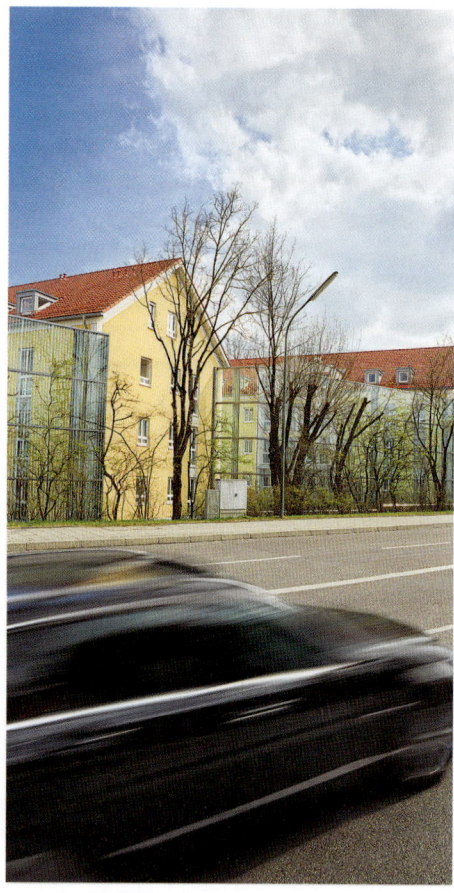

Gewöhnung? Negativ! Dauerreize stressen hochsensible Menschen in besonderem Maße.

Überdauernde Sensitivierung

Unter Sensitivierung versteht man Änderungen in den Nervenzellen, die dazu führen, dass diese leichter und anhaltender erregt werden können und dann mehr Neurotransmitter freisetzen. Bei der Hochsensibilität tritt diese Sensitivierung als ein dauerhafter Zustand auf.

DOPAMIN ALS DIRIGENT

Dopamin hat bei der Aktivierung so etwas wie die Rolle des Dirigenten inne. Hebt Dopamin den Taktstock zur Aktivierung, so antworten die neuroendokrinen Systeme wie ein Orchester auf den Dirigenten. Hormon- und Organsysteme stimmen in diesen Auftakt der neuroendokrinen Systeme ein. In uns Hochsensiblen spielt diese Symphonie des Lebens wohl etwas leidenschaftlicher und unter den Bedingungen der Postmoderne auch einige ungefragte Zugaben, sodass auch die beruhigenden Botenstoffe, also die Neurotransmitter GABA, Glycin, Serotonin und Oxytocin, stärker gefordert sind.

NIEDRIGE REIZSCHWELLE

Bereits die alltäglichen Gefühle und Wahrnehmungen strapazieren den hochsensiblen Menschen mehr und so kehrt die Sensitivierung nicht zum Nullpunkt zurück, sondern es pendelt sich eine insgesamt leicht erniedrigte Reizschwelle ein, die wir als eine dauerhaft erhöhte Empfindsamkeit (Sensitivierung) und Reizoffenheit erleben.

Stress

Kommt nun anhaltender Stress hinzu, baut sich auch die Aktivierung nicht mehr ausreichend ab und es entsteht eine andauernde Grundaktivierung. Auch die Sensitivierung verstärkt sich und die Habituation wird noch geringer, was zusätzlichen Stress verursacht. Die beiden Schenkel der Aktivierung und Sensitivierung (siehe Seite 16) driften dabei auseinander. Wir fühlen uns zunehmend überdreht, können die Reizflut immer weniger kontrollieren und der Körper reagiert immer empfindlicher. Schaukelt sich dies auf, steht am Ende solch einer Überreizungsspirale beispielsweise eine Migräneattacke. Wird der Darm durch Nahrungsmittel überreizt, führt diese Dynamik dazu, dass die Reizschwelle im Darm absinkt und normale Nahrungsbestandteile zu Durchfall und Entzündungen führen. Reizdarm, Menstruationsbeschwerden, Intoleranzen und Migräne sind also nicht zufällig häufige Gesundheitsprobleme von Hochsensiblen.

Da der gesamte Körper letztlich über das Neuroendokrinum gesteuert wird, wirkt sich Hochsensibilität eben auch auf den Körper als Ganzes aus. Insbesondere das Bauchhirn ist direkt betroffen, weil es im Prinzip wie das Gehirn funktioniert. Dabei ist das Bauchhirn jedoch ohne eine Blut-Hirn-Schranke stets direkt den Einflüssen aus unserer Nahrung ausgesetzt. Damit ist bereits klar, dass eine geeignete Ernährung bei Hochsensibilität zentral ist für Wohlbefinden und Gesundheit.

Wenn wir die körperlichen Erscheinungen also nicht länger auf die Allerweltserklärung Stress reduzieren, erlaubt uns dieser detaillierte Blick, wirksame Strategien für ein gesundes Leben mit Hochsensibilität abzuleiten, ohne uns mit zahllosen Gesundheitsempfehlungen zu überfrachten.

DAS AKTIVIERUNGS-SENSITIVIERUNGS-MODELL

Bei Hochsensibilität tritt also eine stärkere und anhaltendere Aktivierung und eine überdauernde Sensitivierung auf – und das auch unabhängig von Stressfaktoren. Dies betrifft sowohl das Gehirn (ZNS) als auch das Bauchhirn (ENS), das den Darm wie ein Netz umgibt und unter anderem unsere Verdauung steuert. Dieses Wechselspiel von Aktivierung und Sensitivierung mit Dopamin in der Dirigentenrolle sehen wir als zentrales System der Hochsensibilität und veranschaulichen dies in unserem Aktivierungs-Sensitivierungs-Modell. Anhaltender Stress verursacht dieses Geschehen nicht, sondern verstärkt es. Nicht selten wird dieses Basisgeschehen übersehen und die Beschwerden werden dann ausschließlich auf den Stress bezogen.

Aktivierungs-Sensitivierungs-Modell der Hochsensibilität

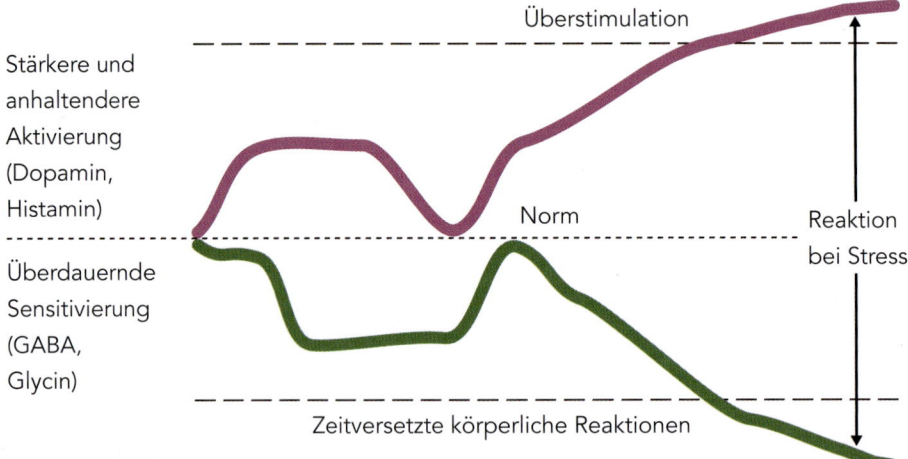

Der hochsensible Körper reagiert auf dopamin- und histaminartige Substanzen mit erhöhter Aktivierung und mit Sensitivierung. Stress verstärkt diesen Effekt.

Was unseren Körper stresst

Unser heutiges Leben mutet uns konstant Reize und Anforderungen zu, wodurch unser Bedarf an Vitalstoffen und bestimmten Aminosäuren konstant hoch ist. Eine konventionelle Ernährung kann selbst einen durchschnittlichen Bedarf kaum decken. Umso unzureichender ist die Versorgung für Sie als hochsensiblen Menschen. Zudem benötigen Sie regelmäßig eine Extraportion Schutzstoffe mit der Nahrung. Ohne eine wirklich gute Versorgung ist eine Erschöpfung der Körpersysteme vorprogrammiert.

Oft ist dies der Zustand, in dem Klienten Bernhard erstmals aufsuchen. Die neuroendokrine Balance ist in eine Schieflage geraten. Der Körper kommt nicht mehr zurück in die Mitte. Gesundheitliche Beschwerden wie Kopfschmerz, Erschöpfungszustände, Muskelschwäche, Depression, Reizdarm, Prämenstruelles Syndrom sowie unklare Schmerzsyndrome sind typisch für diesen Zustand. Kurzfristig kann hier zwar mit heilkundlichen Mitteln eine gewisse Stabilisierung erreicht werden. Vitamine, Mineralstoffe und andere orthomolekulare Substanzen gleichen das überzogene Gesundheitskonto aus und verhindern weitere Schäden. Sie lösen jedoch das Grundproblem nicht. Längerfristig kann aber nur mit einem effektiveren Lebensstil die Balance wiederhergestellt werden. Dazu müssen wir darauf achten, unsere wesentlichen Stressoren zu reduzieren und auch die Qualität unseres Essens zu verbessern.

NAHRUNGSMITTELQUALITÄT

Professor Werner Schuphan, Gründer der Bundesanstalt für Qualitätsforschung pflanzlicher Erzeugnisse (BAQ) in Geisenheim/Rheingau, hat bereits in den 1970er-Jahren gezeigt, dass sowohl allgemein übliche nitratreiche Düngung als auch Pestizideinsatz zu einer deutlichen Verminderung der wertgebenden Substanzen in Nahrungspflanzen führen. Seit dieser Zeit hat sich nun zudem ein massiver Wandel bei den angebauten Sorten vollzogen hin zu Sorten, die noch weniger wertgebende Inhaltsstoffe als die alten Sorten anreichern. Hinzu kommt, dass nach dem Einsatz von Herbiziden wie Glyphosat auch die überlebenden Pflanzen weniger aromatische Aminosäuren bilden. Diese sind jedoch für die Bildung unserer Neurotransmitter unverzichtbar.

DOPAMINAGONISTEN

Hochsensible haben zwar dauerhaft eine gewisse Sensitivierung. Über die Jahre hat sich in Bernhards Arbeit aber herauskristallisiert, dass der hochsensible Körper dennoch nicht generell empfindlicher gegenüber Nahrungsmitteln und Einflüssen ist. Vielmehr gibt es bestimmte Bestandteile in Nahrungsmitteln, die mit einem hohen Stresspotenzial bei Hochsensibilität verbunden sind. Diese Substanzen sind sehr unterschiedlich. Es verbindet sie jedoch eine Gemeinsamkeit: Sie stimulieren das Dopaminsystem. Für Normalsensible mit ihrem trägeren Dopaminsystem sind die anregenden Wirkungen dieser Stoffe durchaus willkommen. Doch was für Normalsensible angenehm ist, führt bei Hochsensiblen zur Übersteuerung. Zu diesen dopaminaktivierenden Substanzen (Dopaminagonisten) gehören neben Medikamenten und Drogen auch Koffein, Alkohol, Nikotin sowie Gluten und Milcheiweiß.

STRESS FÜR DAS DOPAMINSYSTEM

Folgende Faktoren setzen unser Dopaminsystem unter Stress:

- **Mangel an Sonnenlicht** – UV-Licht (ultraviolettes Licht) ist offenbar wichtig für die Freisetzung von Dopamin im gesamten Körper. Auch das durch Sonnenlicht im Körper freigesetzte Vitamin D wirkt auf das Dopaminsystem. Sonnenschutzmittel sind in diesem Zusammenhang unzweckmäßig, da sie den wichtigen UVB-Anteil des Sonnenlichts ausfiltern.
- **Licht mit hohem Blauanteil** – LEDs, Monitore und Kaltlichtlampen erhöhen den Verbrauch von DHA, einem Co-Faktor des Dopaminsystems, und stören den Schlaf.
- **Schlafmangel** – Das Schlafhormon Melatonin ist ein Gegenspieler des Dopamins und Schlaf ist unverzichtbar für die Regeneration des Dopaminsystems.
- **Berührungsverarmung** – Berührung erdet. Der Schweizer Coach und Veranstalter von HSP-Kongressen Martin Bertsch spricht davon, dass Hochsensible zu »ätherisch« seien und in die Materie kommen müssten.

Nichts leistet dies unmittelbarer als Körperberührungen und besonders Kuscheln. Dies beruhigt und reduziert über die Oxytocinfreisetzung auch den Dopaminverbrauch. In Zeiten, in denen kein Partner zum Kuscheln da ist, können Massagen, Kuscheltreffs, Tanzen oder auch Kneipp-Anwendungen und Bäder das Konto unserer Streicheleinheiten aufbessern.

- **Dopaminagonisten** – Grundsätzlich haben alle Substanzen, die das Dopaminsystem aktivieren, auch Stresspotenzial. Die Menge macht dabei das Gift und diese Menge ist für Hochsensible wesentlich niedriger als für Normalsensible. Zu den Dopaminagonisten gehören Alkohol, Koffein, diverse Zusatzstoffe und Umweltschadstoffe, Drogen sowie eine Anzahl von Medikamenten. Auch Gluten und Milcheiweiß sind Dopaminagonisten.
- **Unzureichende Aminosäureversorgung** – Unser Körper braucht Aminosäuren wie Tyrosin, Phenylalanin (für die Dopaminbildung), Glycin (beruhigender Neurotransmitter) und Glutamin (für die Bildung von Glutamat und GABA). Eine gute Versorgung kann über Fisch, Hülsenfrüchte, Nüsse, Ölsaaten und Insekten erreicht werden.
- **Mangel an Vitalstoffen** – Neben einer guten Versorgung mit Vitaminen und Mineralstoffen sind besonders die sekundären Inhaltsstoffe der Nahrungsmittel bedeutsam. Wir setzen auf Wildkräuter und -früchte sowie essbare Blüten als natürliche Quellen.

HOCHSENSIBLE ESSKULTUR

Dieser Baum der hochsensiblen Esskultur gibt Ihnen einen Überblick über die Lernfelder des Essens und die Früchte, die Ihre Bemühungen tragen werden, wenn Sie sich auf die Auseinandersetzung mit den Themen dieser Lernfelder einlassen. Der Schlüssel auf diesem Weg ist die orale Selbstbestimmung (siehe Seite 83), die Ihnen die nötige Stärke und Orientierung verleiht, damit aus Ihrem Kampf mit dem Essen ein gedeihlicher Genuss wird.

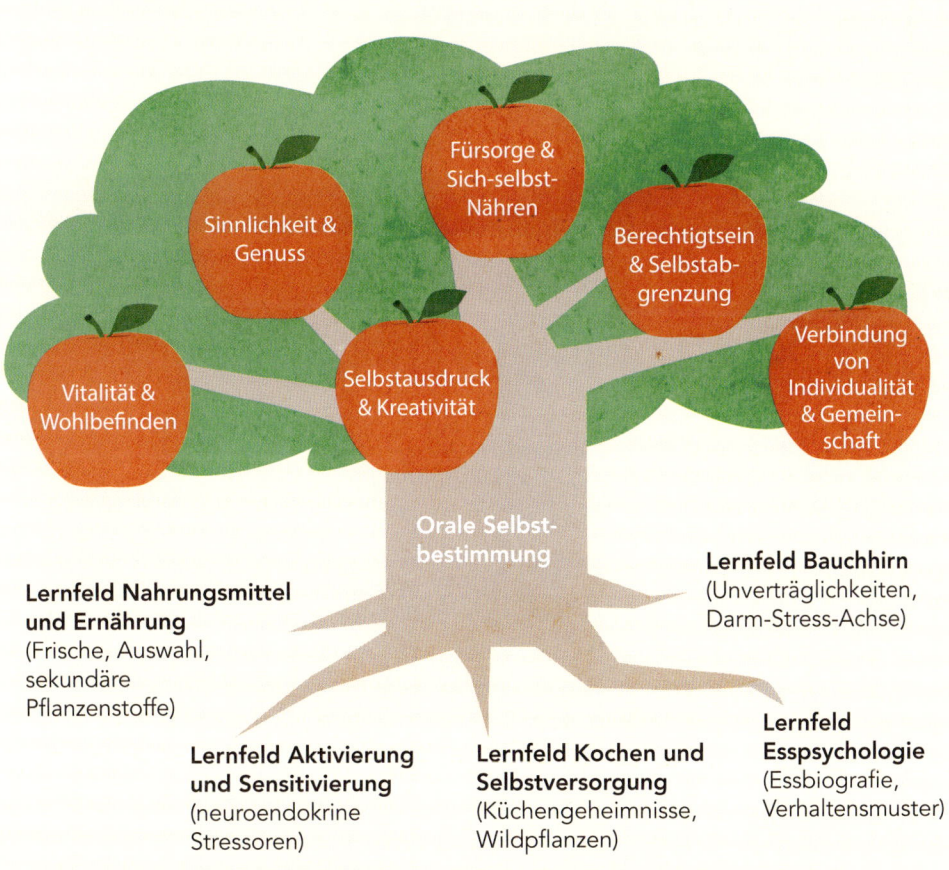

Fürsorge & Sich-selbst-Nähren

Sinnlichkeit & Genuss

Berechtigtsein & Selbstabgrenzung

Vitalität & Wohlbefinden

Selbstausdruck & Kreativität

Verbindung von Individualität & Gemeinschaft

Orale Selbstbestimmung

Lernfeld Nahrungsmittel und Ernährung
(Frische, Auswahl, sekundäre Pflanzenstoffe)

Lernfeld Bauchhirn
(Unverträglichkeiten, Darm-Stress-Achse)

Lernfeld Aktivierung und Sensitivierung
(neuroendokrine Stressoren)

Lernfeld Kochen und Selbstversorgung
(Küchengeheimnisse, Wildpflanzen)

Lernfeld Esspsychologie
(Essbiografie, Verhaltensmuster)

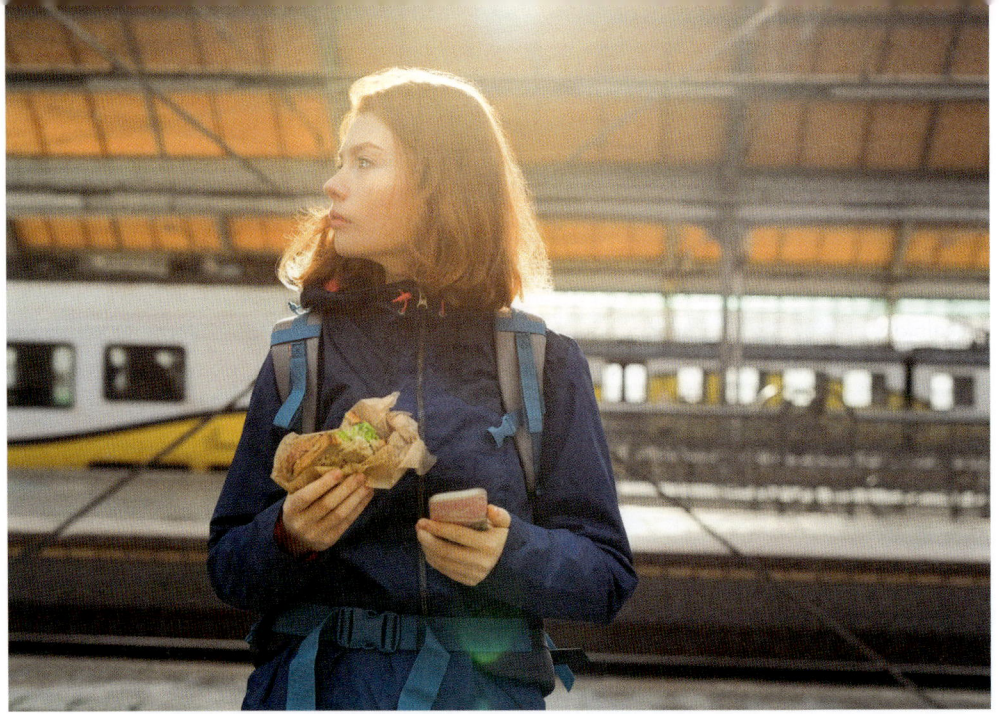

NEUROENDOKRINER STRESS UND HOCHSENSIBILITÄT

Spricht man Hochsensible auf das Thema Ernährung an, so berichten viele, dass sie glutenhaltige oder milcheiweißhaltige Produkte nicht gut vertragen. Eine Verbindung zu ihrer Hochsensibilität stellen sie meist aber nicht her. Bei Autismus und ADHS ist ein Zusammenhang zu Gluten hingegen allgemein akzeptiert. Es werden immer wieder Fälle beschrieben, in denen eine Besserung unter gluten- und milcheiweißfreier Kost erreicht wurde. Bei allen Unterschieden in den Ursachenketten spielt dabei der Mechanismus von Aktivierung und Sensitivierung eine ähnlich wesentliche Rolle wie bei der Hochsensibilität. Bestimmte Substanzen verursachen Stress in unserem Neuroendokrinum (Netzwerk der Botenstoffe des Nervensystems). Sie stören unsere Körperkommunikation, indem sie Rezeptoren aktivieren oder blockieren oder die Bildung und den Abbau der körpereigenen Neurotransmitter beeinflussen. Solche Substanzen gibt es auch in der Natur. So schützen sich beispielsweise Pflanzen durch Alkaloide, die auf das Neuroendokrinum Einfluss nehmen und so bereits in bescheidenen Mengen giftig wirken.

GESTÖRTE KOMMUNIKATION IN UNSEREM KÖRPER

Als stimulierende Alltagshelfer (Alkohol, Nikotin, Koffein) oder in Form glutenhaltiger Getreideprodukte und Milcherzeugnisse sind neuroendokrine Stressoren heutzutage ein fester Bestandteil des alltäglichen Lebens geworden. Hinzu kommen diverse synthetische Stoffe, die die Körperkommunikation stören, sogenannte endokrine Disruptoren, aber auch Medikamente.

Was dies für den Körper bedeutet, können Sie leicht nachvollziehen, indem Sie sich folgende Situation vorstellen: Sie sind auf einem großen Bahnhof, stehen am Bahnsteig und müssen vor der Abfahrt noch ein Telefonat führen. Doch quietschend bremst gerade der Zug, Menschen quellen aus den Waggons, reden, rennen, rempeln, Rollkoffer rattern … Sie müssen laut sprechen, verstehen trotzdem nicht alles und es ist ziemlich anstrengend. Ähnliches läuft bei neuroendokrinem Stress ab: Sobald neuroendokrine Stressoren im Körper zugegen sind, müssen die unter-

schiedlichen Systeme ebenfalls »lauter« kommunizieren, es gibt »Missverständnisse« und so weiter – das stresst den Körper.

Umgekehrt suchen wir jedoch auch nach solchen Stoffen, in der Erwartung, dass sie uns wacher machen, unsere Stimmung heben, uns entspannen. Halb bewusst regulieren wir unser Erregungsniveau laufend auf einen als normal empfundenen Zustand. Hier eine Latte Macchiato, dort etwas Süßes, eine Zigarette, einen Absacker. Doch oft genug erkaufen wir kurzes Wohlbefinden mit einem Kater am nächsten Tag.

Hordenin – ein Dopaminagonist

Um die Wirkung neuroendokriner Stressoren bei Hochsensibilität besser zu verstehen, werfen wir einen Blick auf ein paar weitere Forschungsdaten. Pünktlich zum Münchner Oktoberfest 2017 erschien eine Pressemitteilung der Erlanger Friedrich-Alexander-Universität, die ein weiteres Teil zum Dopaminpuzzle der Hochsensibilität lieferte. Unter dem Titel »Bier macht glücklich« wurde präsentiert, dass mithilfe eines computergestützten Verfahrens das Hordenin aus der Gerste als Dopaminagonist erkannt worden war. Nun trinken wohl nur wenige Hochsensible nennenswert große Mengen an Bier, schon wegen des Alkohols. Doch hilft uns diese Entdeckung weiter im Verständnis, wie Gluten auf den hochsensiblen Organismus als Stressor wirkt, denn Hordenin ist das Gluten der Gerste. Das Erlanger Forscherteam wertet das

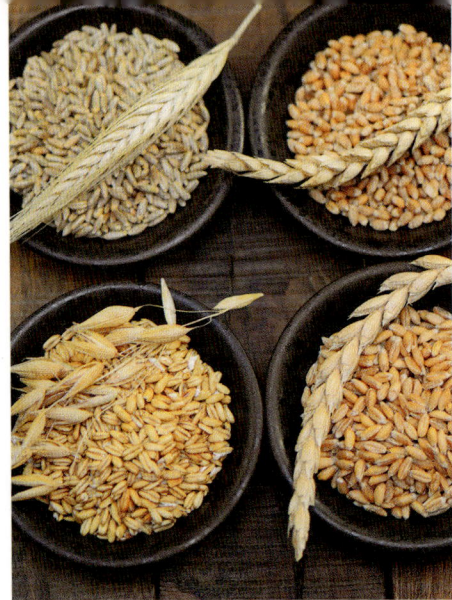

Den Ursachen auf der Spur: Glutenhaltiges Getreide kann vielfältige Beschwerden auslösen.

Hordenin als sehr potenten Dopamin-D2-Rezeptor-Agonisten (wirkt auf Rezeptoren des Typs 2 des Dopaminsystems).

Werfen wir einen Blick darauf, wie D2-Rezeptor-Agonisten im Körper allgemein wirken: Im Magen-Darm-Trakt beschleunigen sie den Transport von Nahrung in den Darm. Gleichzeitig sind Übelkeit und Erbrechen typische Wirkungen solcher Substanzen. Neben einer indirekten Wirkung auf die Geschlechtshormone wirken sie auch komplex auf das Gehirn. Zu diesen Mitteln gehören deshalb auch gängige Psychopharmaka. Als typische Nebenwirkungen solcher Psychopharmka werden häufig Angstzustände, Schläfrigkeit, Kopfschmerzen, Hautausschlag, Libidostörungen, Durchfall, Mundtrockenheit, Kraftlosig-

keit und Milchfluss genannt. Daraus lässt sich nun unschwer ableiten, dass auch Gluten sowohl die Verdauung zu stören vermag als auch sonst einiges durcheinanderbringen kann. Auch Abbauprodukte aus dem Gluten, die bei der Verdauung entstehen, opioide Peptide genannt, wirken auf das Neuroendokrinum. Es kommen also sogar mehrere Wirkwege zusammen.

GLUTEN & MILCHEIWEISS

Gluten und Milcheiweiß können zunächst allergische Reaktionen, Autoimmunreaktionen und Unverträglichkeiten (= Intoleranzen) auslösen. Gluten- und/oder Milcheiweißintoleranzen sieht Bernhard bei seinen Klienten häufig als Stressoren bei Beschwerdebildern wie Reizmagen, Reizdarm oder Migräne. Doch beobachtet er seit Jahren, dass sich auch unabhängig von Intoleranzen bei einem erheblichen Teil seiner hochsensiblen Klienten mehr Wohlbefinden einstellt, sobald sie glutenfrei und milcheiweißfrei leben. Dies ist so konstant, dass wir die Empfehlung geben, bei Hochsensibilität prinzipiell eine gluten- und milcheiweißfreie Kost zu erproben.

Gluten

Gluten ist ein Eiweißgemisch in Getreiden, das beim Kneten gummiartig klebrig wird. Es kommt in Weizen, Dinkel, Emmer, Einkorn, Kamut®, Grünkern, Roggen, Triticale, Gerste und allen damit hergestellten Produkten vor.

Die deutsche Bezeichnung »Klebereiweiß« bringt es auf den Punkt. Gluten verleiht dem Strudelteig seine Zähigkeit, macht Blätterteig und Brötchen knusprig und gibt Nudeln ihren Biss. Und weil es sich eingebürgert hat, aufwendige Verarbeitungsschritte zu umgehen, begegnen wir Gluten inzwischen auf fast jedem Regalmeter der postmodernen Warenwunderwelt als Zusatzstoff. Ob Zahnpasta oder Lippenstift, Tiefkühlfertiggericht oder Form-Pommes, selbst in Medikamenten und Getränken – Gluten sorgt dafür, dass labberige Grundmassen letztendlich gut aussehen. Auch in veganen Produkten wird es als Seitan eingesetzt zu ebendiesem Zweck. Seitan gilt zwar als hochwertiger, ist jedoch ebenfalls pures Gluten.

WEIZEN UND DINKEL

Das Gluten in Weizen, Dinkel, Emmer und anderen Getreidesorten unterscheidet sich voneinander. Dabei erweisen sich die Urgetreide wie auch Roggen, Gerste und Hafer erkennbar weniger problematisch als die modernen Weizensorten. So sind die durch Gluten ausgelösten Beschwerden nach dem Verzehr von Dinkel nur etwa halb so stark wie die Probleme nach dem Konsum von Weizen. Doch die aktivierende Wirkung auf das Dopaminsystem bleibt grundsätzlich bei allen glutenhaltigen Getreiden bestehen, ebenso die Wirkung über die opioiden Peptide. Es bleibt nur, sich glutenfreien Alternativen wie Buchweizen, Hirse, Quinoa oder Amarant zuzuwenden.

Milcheiweiß und Casomorphine

Und wie ist das bei der Milch? Milch ist grundsätzlich mit diversen Problemen behaftet: multiresistente Keime, Hormone, Antibiotika- und Pestizidrückstände, hohe Allergizität ... Neben diesen Problematiken kommt für Hochsensible noch Folgendes dazu: Zumindest für die Casomorphine, Peptide, die bei der Verdauung von Milcheiweiß und bei der Käsereifung entstehen, sind ähnliche Wirkungen auf das Dopaminsystem bekannt, wie sie für Gluten dargelegt wurden.

KASEIN

Beobachtungen mit Klienten und an uns selbst legen jedoch nahe, dass es noch weitere neuroendokrine Stressoren im Milcheiweiß gibt: Milcheiweiß besteht aus Molkeneiweiß und Kasein, dem Haupteiweiß in der Tiermilch. Kasein ist der Teil des Milcheiweißes, der durch Lab ausgefällt wird und so als Käsegrundstoff dient. Je nach Tierart unterscheidet sich die Zusammensetzung des Milcheiweißes und deren Wirkung. Eigene Beobachtungen zeigen, dass die stärkste Stresswirkung vom Alpha-S1-Kasein ausgeht, das vor allem in Kuhmilch und in etwas geringerer Konzentration auch in Schafsmilch zu finden ist. Alles, was damit hergestellt wird, muss tatsächlich gemieden werden. Hingegen können auch von hochsensiblen Menschen nach einer milchfreien Abklingphase Ziegenmilchprodukte häufig wieder in bescheidenen Mengen toleriert werden.

MOLKENEIWEISS

Seit Längerem wird Molkenprotein (whey protein) in Sportlerkreisen zum Muskelaufbau benutzt. Seit Kurzem wird es nun auch als neues Superfood angepriesen. Dabei wird hervorgehoben, dass Molkenprotein die Muskelmasse steigern würde. Wie solch ein Muskel dann aussieht, kann man unschwer im nächsten Supermarkt an der Fleischtheke erkunden: Betrachten Sie einfach ein Rückensteak vom Schwein. Sehen Sie eine blasse schwammige Textur, dann können Sie davon ausgehen, dass diese größtenteils durch solche Eiweißmast zustande gekommen ist.

Molkenpulver ist ein hochverarbeitetes Nahrungsmittel und ernährungsphysiologisch minderwertig. Wir empfehlen dringend, davon Abstand zu nehmen, da Bernhard in seiner Praxis bereits Fälle von Leberschäden bei jungen Menschen nach Einnahme von Molkeneiweiß gesehen hat.

LAKTOSE

In der Diskussion über Intoleranzen gegen Milchbestandteile wird die Problematik häufig auf die Laktose verkürzt. Dabei wird die Laktoseintoleranz dann auch inhaltlich mit der Milcheiweißintoleranz (auch Kaseinintoleranz genannt) vermengt.

Laktose, der Zucker der Milch, ist jedoch eine zusätzliche Problemzone der Milch. Auch laktosefreie Produkte sind selbstverständlich milcheiweißhaltig, wenn sie mit Tiermilch hergestellt wurden.

EIN PERSÖNLICHER WEG – BERNHARDS GLUTENREAKTION

Als Bernhard Mitte der 1990er-Jahre mithilfe des Ernährungstagebuchs (siehe Seite 102) erkannte, dass er nicht nur auf Milcheiweiß, sondern auch auf glutenhaltige Getreide mit Verdauungsstörungen reagiert, wusste er weder von seiner Hochsensibilität noch davon, dass dies die häufigsten Intoleranzen hochsensibler Menschen sind. Während weder das einzelne Weglassen von Gluten noch von Milcheiweiß Wirkung bei Bernhard gezeigt hatte, ließ die konsequent gluten- und milcheiweißfreie Kost (GF-LPF-Kost) die Beschwerden umgehend abklingen. Im Laufe zweier weiterer Jahre heilte sogar der Reizdarm ab, unter dem Bernhard seit der Kindheit litt. Seitdem hat Bernhard immer wieder mit Klienten gearbeitet, bei denen sich die Verknüpfung von Hochsensibilität mit gesundheitlichen Problemen durch Gluten und/oder Milcheiweiß zeigt. Die Bandbreite der Beschwerden reicht von Leistungsminderung über Migräne und depressive Schübe, Verdauungsstörungen aller Art bis hin zu chronischen Entzündungen, besonders im Hals-Nasen-Ohren-Bereich. Überall dort, wo es für andauernde Beschwerdebilder bei Hochsensiblen keine hinreichende Erklärung gibt, sollte nach solchen Intoleranzen beziehungsweise Autoimmunreaktionen gezielt gesucht werden.

Wie konsequent meiden?

Zwischen dem Konsum von Milcheiweiß und/oder Gluten und dem Auftreten von Beschwerden können durchaus mehrere Tage vergehen. Es kann auch sein, dass nur bei längerfristiger Belastung Beschwerden auftreten. Das Typische an Intoleranzen ist, dass es keine typischen Erscheinungen gibt. Nur eine konkrete Überprüfung hilft bei der Klärung weiter. Wer unter einer Intoleranz, Allergie oder Zöliakie leidet, der muss auch kleinste Spuren der für ihn schädlichen Stoffe meiden. Bereits ab einem halben Gramm Mehl am Tag treten bei Zöliakie Schäden an der Darmschleimhaut auf. Für Intoleranzen sind keine Grenzwerte bekannt. Die Erfahrung zeigt, dass sie jedoch mindestens in der Abklingphase der Beschwerden ebenso streng zu handhaben sind wie bei Zöliakie, da sonst keine Abheilung stattfindet. Als Hoffnungsstreif am Horizont bleibt, dass sich bei Intoleranzen nach einiger Zeit wieder eine Resttoleranz einstellen kann. Wenn keine Intoleranz, Allergie oder Autoimmunität vorliegt, ist nach einer Abklingphase eine gluten- und milcheiweißarme Kost ausreichend.

Gluten- und milcheiweißfreie Kost

Wir leben jedoch in einer Esslandschaft, die hochgradig durchsetzt ist mit glutenhaltigen und milcheiweißhaltigen Produkten. Deshalb ist das konsequente Vermeiden mit einer erheblichen Umstellung verbunden. Da neben Hochsensiblen auch Allergiker, Veganer, Zöliakiebetroffene und andere Gruppen Milchprodukte und Gluten meiden, gibt es inzwischen aber ein annehmbares Angebot an Alternativprodukten. Im Biosupermarkt stehen heute Sojasahne, Kokossahne, Mandelsahne, im Frischeregal finden wir Tofuprodukte. Auch das Glutenfrei-Regal ist breiter geworden und das Brot schmeckt heute nicht mehr wie gebackene Sägespäne. Die Kennzeichnung als milchfrei (durchgestrichene Milchtüte) und glutenfrei (durchgestrichene Ähre) ist inzwischen üblich.

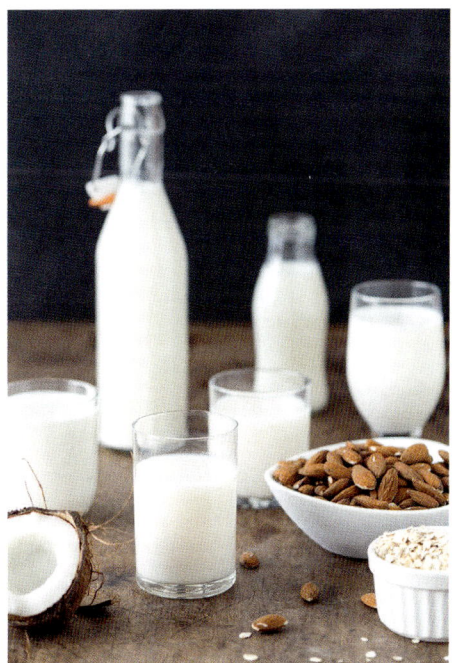

Neue Vielfalt: Der Handel bietet inzwischen eine breite Palette an Milchalternativen.

Gluten- und milcheiweißfrei backen

Glutenfrei backen ist keine Hexerei. Da glutenfreie Mehle aber andere Backeigenschaften haben als glutenhaltige, gibt es einiges zu beachten: Dort, wo die Bindung durch Ei erreicht wird, beispielsweise bei Biskuit und Rührteig, können Sie glutenhaltige Mehle einfach 1:1 gegen glutenfreie austauschen. Beim Backen ohne Ei ist hingegen eine Konsistenzverbesserung notwendig. Als Standard für die häusliche Küche empfehlen wir als Quellstoffe gemahlene Flohsamen oder Chia-Samen, während wir von Guarkernmehl abraten. Letzteres hat sich in größeren Mengen als darmschädigend erwiesen, während die Quellstoffe von Flohsamen und Chia den Darm beruhigen und gerade auch von Darmempfindlichen gut toleriert werden. Pulverisierte Meeresalgen wie in den Kräutercrackern von **Seite 135** verbessern ebenfalls die Konsistenz der Teige.

Statt Milch können Sie Alternativen aus Soja, Kokos, Lupine, Hanf oder Mandeln wählen. Grundsätzlich frei von Gluten und Milcheiweiß sind Backzutaten wie Kräuter, Gemüse und Obst, Nüsse, Ölsaaten, Honig, Zucker, Salz und Gewürze (nicht Gewürzmischungen).

KONTAMINATIONEN

Wenn es ums Essen geht, versteht man unter Kontamination eine Beimengung von Spuren aus anderen Nahrungsmitteln. Solche Beimengungen sind bei Gluten und Milcheiweiß die wichtigste Quelle nach den natürlichen Vorkommen und der Verwendung als Zusatzstoff. Generell treten Kontaminationen überall auf, wo wechselnd gluten- beziehungsweise milcheiweißhaltige und -freie Nahrungsmittel mit denselben Gerätschaften verarbeitet werden. Bei Gluten ist auch die Kontamination durch Mehlstaub zu beachten. Dies betrifft die häusliche Küche ebenso wie die Gastronomie, Bäckereien oder die industrielle Fertigung. Bei Allergien und Intoleranz gegen Gluten/Milcheiweiß sowie bei Auslassversuchen müssen deshalb auch entsprechende Kontaminationen beachtet werden. Die dadurch aufgenommenen Mengen sind bereits ausreichend, um den Fortbestand von Krankheitsprozessen zu bewirken.

PRIMA-WEIZENSTÄRKE

Sie gilt offiziell als glutenfrei, was bedeutet, dass sie unter 20 ppm/100 g Gluten enthält. Deshalb darf Prima-Weizenstärke in Produkten verwendet werden, die als »glutenfrei« gekennzeichnet sind. Die Weizenstärke wird eingesetzt, um glutenfreie Backwaren knuspriger zu machen. Bei Glutenintoleranz muss aber dennoch mit Verdauungsbeschwerden gerechnet werden.

GLUTEN IM HAFER

Seit Jahren wird über das Gluten im Hafer diskutiert. Inzwischen ist auch sogenannter glutenfreier Hafer im Handel. Dabei werden Kontaminationen mit anderen Getreiden vermieden, das Gluten im Hafer selbst ist jedoch unverändert enthalten. Hafer wird bei Glutenintoleranz aber häufig ebenfalls nicht vertragen. Für einen Auslassversuch sollte er deshalb gemieden werden. Im Anschluss daran kann die individuelle Verträglichkeit überprüft werden, wobei die Beschwerden oft erst nach zwei bis drei Wochen auftreten.

Ist glutenfrei doch nicht so gesund?

Wer ganze Landstriche mit Weizen bestellt, hat ein vitales Interesse daran, dass Weizen auch eine gute Reputation genießt. Diese hat in den letzten Jahren ernsthaft gelitten durch die Diskussion um Gluten. Entsprechend ist die glutenfreie Ernährung nun auch in den Fokus der entsprechenden Interessengruppen geraten und so gibt es immer wieder Meldungen, die zumindest für Verunsicherung sorgen. Wir möchten deshalb knapp auf die stichhaltigsten Argumentationen eingehen: Bereits vor einigen Jahren sind ATIs (Amylase-Trypsin-Inhibitoren), FODMAPs (Zuckerstoffe, die von den Darmmikroben abgebaut werden) und Pestizide als Ursache der Intoleranzen vorgeschlagen worden. Dazu lässt sich sagen, dass es sich dabei unbestritten um Problemstoffe der Getreide handelt. Die Intoleranzreaktionen auf Gluten treten allerdings sowohl bei natürlichen Glutenquellen als auch bei Gluten als isoliertem Zusatzstoff auf, sowohl bei konventionellen als auch bei Bioprodukten. Dabei kommt es teils schon bei Spuren (Kontaminationen) zu ersten Beschwerden, also weit unter der Schwelle, ab der zum Beispiel FODMAPS wirksam werden. Somit scheiden die genannten Stoffe als Ursache aus. Dass es im Getreide zusätzlich weitere Problemstoffe gibt, ist allerdings richtig. Dazu gehören auch die Pilztoxine, die eigenartigerweise meist ausgespart werden in den Diskussionen.

Eine Studie aus den USA kommt zu dem Ergebnis, dass glutenfreie Ernährung ein Risiko für die Gesundheit darstellt. Die Forscher berichten, dass bei glutenfreier Ernährung mehr Herz-Kreislauf-Erkrankungen auftreten. In einer anderen Studie wird von 13 Prozent mehr Diabetesfällen berichtet. Mit den berichteten Risiken behaftet war jedoch jeweils eine Ernährung, bei der Produkte aus Reis-Mais-Auszugsmehlen als glutenfreie Ernährung verstanden wurden. Am Sortimentsaufbau im Handel kann man ablesen, dass auch in Deutschland die Glutenfrei-Produkte aus Reis-Mais-Auszugsmehlen am stärksten nachgefragt werden. Wer seine Ernährung jedoch auf solchen stärkebasierten Backwaren und Nährmitteln aufbaut, hat prinzipiell die gleichen Gesundheitsschäden zu erwarten, wie sie auch bei einer weißmehlbasierten Kost auftreten. Auch glutenfreies Junkfood ist gesundheitsschädlich!

Bei einer gesunden glutenfreien oder -armen Ernährung sollten die glutenhaltigen Nahrungsmittel stattdessen ersetzt werden durch vollwertige glutenfreie Alternativen wie Hirse, Amarant, Quinoa, Kartoffeln, Buchweizen oder Hülsenfrüchte. Mit diesen Alternativen kommt nicht nur mehr Genuss und Abwechslung auf den Tisch, man erreicht sogar eine bessere Versorgung mit Vital- und Ballaststoffen als bei der klassischen Vollwertkost.

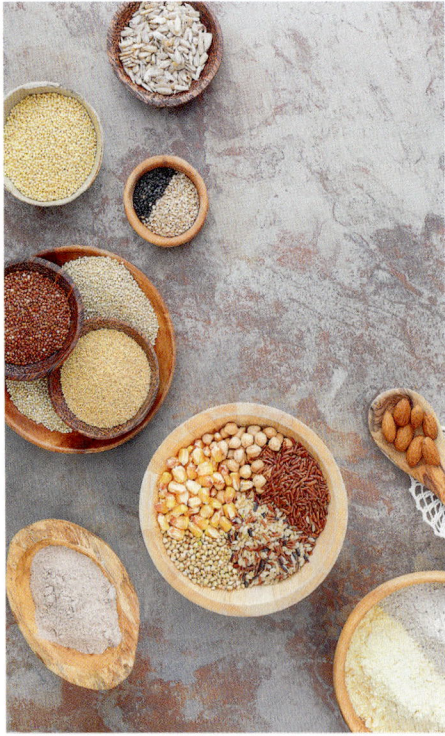

Alternativen, die schmecken: Die Natur schenkt uns eine Vielzahl an glutenfreien Getreiden und Hülsenfrüchten.

VOLLWERTIGE UND GLUTENFREIE KOST

- **Natürlich glutenfrei** – Wählen Sie bevorzugt vollwertige Produkte in Bioqualität, die von Natur aus glutenfrei sind. Reduzieren Sie den Konsum von Auszugsmehlen und Stärke auf ein Minimum.
- **Klein ist fein** – Kleinkörnige Zerealien wie Hirse, Teff (Zwerghirse), Buchweizen, Amarant und Quinoa sind deutlich reicher an Vitalstoffen und wertvollen Aminosäuren als Reis und Mais. Außerdem sind diese Nahrungsmittel weniger allergen.
- **Ganze Körner** – Kaufen Sie ganze Körner. Beimengungen mit glutenhaltigem Getreide können Sie so gut erkennen. Mahlen Sie die Körner bei Bedarf selbst in einer Getreidemühle für den Haushalt: Die Qualität der frisch vermahlenen Zerealien ist weitaus besser als die fertig gekaufter Mehle.
- **Natürliche Abwechslung** – Erschließen Sie sich eine breite Auswahl an natürlich glutenfreien Nahrungsmitteln wie Kartoffeln, Kürbissen, Kochbananen, Esskastanien, Hülsenfrüchten und Nussmehlen. So vereinen Sie Gesundheit mit Genuss, Abwechslung und Bekömmlichkeit.

KOFFEIN, ALKOHOL & ANDERE ALLTAGSDROGEN

Auch sogenannte Alltagsdrogen stressen das Dopaminsystem unseres hochsensiblen Körpers. Während durch regelmäßigen Konsum von Gluten und Milcheiweiß eher eine Dauerstimulation entsteht, wirken Zigaretten, Tee und Kaffee nur wenige Stunden stimulierend. Wenn Sie von Kaffee schnell nervös werden oder nach dem ersten Glas Wein schon beschwipst sind, dann ist das ganz normal hochsensibel. Hochsensible berichten immer wieder davon, dass sie stark auf Alltagsdrogen reagieren und auch unter unangenehmen Begleiterscheinungen leiden.

Nun können Sie natürlich all diese kleinen Freuden des Alltags und des geselligen Zusammenseins kategorisch meiden. Dann betrifft Sie dieses Kapitel nicht. Denn hier soll es vorwiegend darum gehen, wie Sie Ihre persönlichen Genussinseln im Meer der Unbekömmlichkeit finden und erhalten können.

Die richtige Balance finden

Auch als Hochsensible lieben wir den angeregten Zustand nach einem Kaffee oder einem Glas Wein. Mit dem entsprechenden Wissen kann man die unerfreulichen Wirkungen minimieren. Einen Zugang zu einem Lebensstil, der Bier, Kaffee und Zigaretten als Grundnahrungsmittel auffasst, bieten wir damit nicht. Für Hochsensible bleiben Genuss und Wohlbefinden ein sensibles Ausbalancieren von Erregung und Sensitivierung.

Tee

Ein guter Morgen beginnt für viele mit einer Tasse Tee. Aber nicht mit irgendeinem Tee, denn Genuss ist die gelungene Synthese individueller Bedürfnisse. Doch wollen wir an dieser Stelle die Frage nach dem Genuss zurückstellen und uns auf die körperliche Wirkung konzentrieren: Der Versuch, die Wirkung von Tee auf die Wirkung des Koffeins zu reduzieren, ist unsinnig. An den Reaktionen auf Grün- und Schwarztee kann man sehen, dass die Wirkungen nicht auf Einzelsubstanzen zu reduzieren sind. Die Natur verbindet Wirkstoffe stets zu Wirksystemen. In einem Wirksystem verstärken sich manche Substanzen, andere schwächen sich ab. Am Ende steht eine komplexe Gesamtwirkung. Beim Grüntee mischen Theanin und Catechine mit bei der anregenden Wirkung. Sie mildern diese ab und verlängern sie zugleich. Beim Schwarztee verstärken Histamin und andere biogene Amine die Koffeinwirkung. Zusammen mit dem oft höheren Koffeingehalt regt der Schwarztee kräftiger an. Doch kippt die Wirkung schon nach wenigen Minuten Ziehzeit um und der Tee dämpft dann eher. Im Oolong, einer traditionellen chinesischen Teesorte, verbindet sich ein bisschen von Grün- und Schwarztee. Zudem enthält er etwas GABA (beruhigender Neurotransmitter), sodass er insgesamt sanfter wirkt als Schwarztee. Neben dem Koffeinkomplex hängt die Wirkung des Tees von Reizstoffen ab, vor allem Tanninen, Salicylsäure und Oxalsäure.

Je nach Sorte liegen die Werte recht weit auseinander. Besonders, wer Magen-Darm-Beschwerden nach dem Genuss von Tee kennt, sollte einen Blick auf die entsprechenden Analysewerte der Sorten werfen.

ZUBEREITUNG

Auch die Zubereitung des Tees spielt eine Rolle. Je kleiner die Blätter gebrochen sind, je heißer das Wasser ist und je länger der Tee zieht, desto mehr Reizstoffe gehen in den Aufguss über. Entsprechend sind Blatttees empfehlenswerter als Teebeutel. Zitrone oder Milch können im Schwarztee die Bekömmlichkeit verbessern. Für Grüntee werden diese Zugaben nicht empfohlen, weil sie den gesundheitlichen Wert schmälern. Aber Gesundheit muss auch schmecken und bekommen. Am Anfang fordert uns diese Vielfalt des Tees. Doch erlaubt sie uns auch, unsere Genussinseln zu finden.

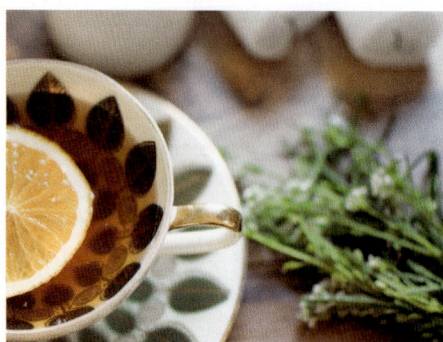

Einfach mal ausprobieren: Zitrone kann die Bekömmlichkeit von Schwarztee deutlich verbessern.

Kaffee

Kaffee ist viel zu oft ein Schluck im Gehen, der Selbstoptimierer am Schreibtisch oder ein Zweckgetränk. Es tut uns gut, auf die orientalische oder afrikanische Kaffeekultur zu schauen und das Kaffeetrinken zu einer kleinen Besinnungspause im Alltag zu machen. Bei diesem Durchschnaufen öffnet sich im Idealfall der Magen für den Kaffee und der Geist für neue Aktivitäten. Hochsensible fühlen sich nach dem Kaffeegenuss aber oft sehr aufgekratzt und der Bauch kommt durcheinander. Wie kommen Sie trotz Kaffee in Balance?

BOHNE & RÖSTUNG

Für Kaffee werden vor allem zwei Pflanzenarten genutzt: Coffea arabica und Coffea robusta. Arabica-Kaffees sind aromatischer, weniger koffeinhaltig und deutlich bekömmlicher als Robusta-Kaffees. Deshalb werben viele Anbieter mit »Arabica«. Man muss allerdings genau hinsehen, ob wirklich 100 Prozent Arabica-Bohnen in der Packung sind. Bei der Röstung kommt es auf Dauer und Temperatur an. Eine Langzeitröstung bei niedriger Temperatur ergibt bekömmlichere Kaffees als eine Kurzzeitröstung.

ZUBEREITUNG

Mokka (klassisch im Stieltopf mit Zucker gekocht) ist Bernhards Bekömmlichkeitsfavorit, dahinter rangieren Espresso und Filterkaffee. Von der Kaffeezubereitung mit Tabs raten wir wegen der fragwürdigen Zusammensetzung

EIN PERSÖNLICHER WEG – EVAS GENUSSINSELN

»Kaffee hat mir nie recht geschmeckt: zu bitter, zu stark. Ich rieche guten Kaffee aber gern und in einer entspannten Stimmung trinke ich auch mal eine kleine Tasse mit viel Milch. Ab und zu habe ich probiert, einen Kaffee zur Aufmunterung zu trinken: Ich werde flatterig, kriege Herzklopfen und habe das Gefühl, meine Handlungen nicht richtig steuern zu können. Also habe ich das wieder gelassen! Bei Bernhards aktuellen Experimenten mit grünem Kaffee habe ich dann wieder mal gekostet und siehe da: Er schmeckt und bekommt mir!

Guten Schwarztee habe ich schon immer gern getrunken, er begleitet mich jeden Tag und hat für mich neben dem Genuss eine angenehm sanft aufmunternde Wirkung. Früher habe ich auch gern Grüntee getrunken; seit einigen Jahren hat er leider dieselbe überstimulierende Wirkung wie Kaffee! Ob das nun tatsächlich am Grüntee liegt oder an irgendwelchen Begleitstoffen, wissen wir noch nicht genau.

Ab und zu genieße ich auch gerne ein Gläschen Wein, lieber weißen als roten. Für diesen Genuss ist ein Achtel völlig ausreichend, da merke ich die Wirkung schon. In Restaurants nehme ich mir auch die Freiheit, ein Achtel zu bestellen, und bin erfreut, dass das fast überall problemlos möglich ist.«

ab. Grundsätzlich gilt, dass bei der Zubereitung umso mehr Reizstoffe in den Kaffee übergehen, je feiner der Mahlgrad und je länger der Kontakt mit dem heißen Wasser ist. Doch widerspricht Mokka dieser Theorie völlig. Hier scheint sich einmal mehr das komplexe Ineinanderwirken von Stoffen zu zeigen. Die Wissenschaft ist sich auch noch nicht einig, ob die Chlorogensäure im Kaffee überhaupt der Reizstoff des Kaffees ist oder im Gegenteil magenschützend wirkt und das wichtigste Antioxidans im postmodernen Essalltag ist. Fest steht, dass man den Kaffee aus Gründen der Bekömmlichkeit am besten nach einer Mahlzeit serviert oder zumindest mit einem Stück Gebäck genießt – im Orient weiß man das seit Jahrhunderten.

QUALITÄT

Auch beim Kaffee gibt es Probleme mit Pestiziden, Acrylamid und besonders mit Schimmel. Schimmelgefährdet sind vor allem die rohen Kaffeebohnen, was nach der Röstung kaum noch wahrzunehmen ist. Schimmelpilze findet man zudem auch im Inneren von Kaffeeautomaten. Diese Schimmelgifte aus den Geräten sind im Kaffee nachweisbar.

Wir kommen hier auf die Schimmelproblematik deshalb zu sprechen, weil Hochsensible auch hochempfindsam auf Schimmelpilzgifte reagieren. So manches Nichtvertragen bei Kaffee, Tee und Schokolade bessert sich auffallend durch eine bessere Qualität.

Kleinere Verunreinigungen in Schwarztee, Schokolade oder Kaffee sind leider nicht zu erkennen. Ist dann ein muffiger Geruch zu bemerken, sind bereits erhebliche Toxinmengen enthalten. Verkostungsseminare und fleißiges Üben können aber helfen, Produktmängel allmählich besser zu entlarven. Betroffen von der Problematik ist auch Bioware. Der Preis ist keine Orientierungshilfe. Vertrauen Sie deshalb Ihrem Bauch und nehmen Sie Beschwerden oder einen Widerwillen nach dem Genuss ernst.

Grüner Kaffee (Rohkaffee-Aufguss)

Eine interessante Kaffeevariante ist es, ganz auf die Röstung zu verzichten und einen Aufguss aus grünen (ungerösteten) Kaffeebohnen zu machen. Geschmack und Wirkung erinnern mehr an Grüntee als an Röstkaffee. Hochwertige Rohkaffees sind inzwischen auch in Haushaltsmengen zu bekommen. Bernhard schätzt einen grünen Bio-Arabica-Kaffee aus Äthiopien, den er so beschreibt:

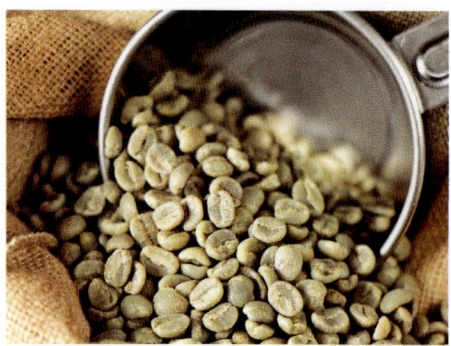

Ein Aufguss aus ungeröstetem gemahlenem Kaffee hat eine angenehm anregende Wirkung.

»Der Geruch der Bohnen beim Öffnen der Packung und nach dem Mahlen ist angenehm mild und stoffig, erinnert an Blattwerk von Bäumen. Keine Spur von Schimmel. Der Aufguss liegt lichtgrün in der Schale. Er schmeckt wie kräftiger Grüntee mit Zitrusnoten und grasigen Tönen. Röstaroma und -farbe fehlen naturgemäß völlig. Auch das typische Aufgekratztsein wie nach geröstetem Kaffee bleibt aus, stattdessen stellt sich eine angeregt ruhige Konzentration ein. Auch mein Bauch ist unerwartet begeistert. Ein zweiter Aufguss hat ein leichteres Aroma.«

Der Nachhall von Koffein

Ob Kaffee, Grüntee oder Mate – Koffein wird im Körper über längere Zeit abgebaut, sodass sich bei höherem Konsum ein Dauerspiegel aufbauen kann. Da Koffein auch den Histaminabbau im Körper bremst, können sich dadurch bei Histamingeplagten unerwünschte Wirkungen verstärken. Auch wer auf Histamin nicht empfindlich reagiert, kann durch Koffein in einen Koffein-Schlafdefizit-Kreislauf geraten. Da der Koffeinabbau nach einem Kaffee oder Tee rund acht Stunden dauert, kann dadurch der Schlaf gestört werden. Dabei ist oft nicht das Einschlafen das Problem, sondern vor allem der Tiefschlaf. Am Morgen steht man nicht erholt auf, obwohl man lange genug im Bett war, und macht sich erst mal einen Kaffee. Kommen im Laufe des Tages weitere Tassen dazu, wird wieder der Koffeinspiegel erreicht, der den

Nachtschlaf stört. Innerhalb weniger Tage entsteht ein Kreislauf aus Müdigkeit, Koffein und Schlafmangel, der ein chronisches Schlafdefizit bewirkt. Dagegen hilft nur, diszipliniert den letzten Kaffee nicht später als nach dem Mittagessen zu trinken, sodass das Koffein bis zum Zubettgehen abgebaut ist.

Alkoholika

Die Reaktionen Hochsensibler auf alkoholische Getränke sind viel enger verknüpft mit der Empfindlichkeit für Histamin und anderen biogenen Aminen als mit dem Alkohol. Schon nach den ersten Schlucken breitet sich oft ein unerfreuliches Beduseltsein aus. Eine Möglichkeit, dem Aminproblem ein Schnippchen zu schlagen, besteht darin, sich an Drinks auf der Basis von klaren Bränden zu halten, denn beim Destillieren geht kein Histamin in das Destillat über. Allerdings werden etliche Brände danach in Fässern gereift, wodurch sie erneut Histamin aufnehmen. Während tankgereifte Destillate wasserhell sind, sind die fassgereiften Spirituosen bräunlich. Bernhards Beobachtungen bei seinen Klienten deuten darauf hin, dass Hochsensible bereits eine Alkoholabhängigkeit entwickeln können bei Trinkmengen, die einem moderaten Konsum in Deutschland entsprechen. Ob Sie gefährdet sind, können Sie also nicht am Vergleich mit den Tischnachbarn erkennen, sondern nur daran, wie es Ihnen ergeht, wenn Sie eine Weile konsequent auf Alkohol verzichten.

DIE NEUROENDOKRINEN STRESSOREN MEISTERN

Es gibt eine Fülle von Stoffen, die den Körper stressen. Die zentralen Stressfaktoren wollen wir im Folgenden kurz darstellen.

Glycin-Glutamat-Störer

Unter den neuroendokrinen Stressoren (NE-Stressoren) haben wir bislang nur die erregenden betrachtet. Die beruhigenden Systeme sind aber ebenfalls betroffen. Hier spielen Glycin und Glutamin eine wichtige Rolle. Glycin ist einerseits eine wichtige Aminosäure, die eine korrekte Faltung von Eiweißen erlaubt und damit die Funktion von Eiweißen gewährleistet, so zum Beispiel die Elastizität von Kollagen. Außerdem ist die Multifunktionssubstanz alleine und in Verbindung mit Glutamat ein wichtiger hemmender Neurotransmitter. Glycin beruhigt deshalb auch Entzündungen im Darm. In neuen Forschungsarbeiten wird sogar ein Zusammenhang mit der Besserung von Reizdarm hergestellt. Eine gute Versorgung ist also für uns Hochsensible wichtig. Kollagenreiche Gewebe – Bindegewebe und Knorpel – sind besonders reich an Glycin und die ergiebigsten natürlichen Quellen neben Meeresfrüchten. Die derzeit größte Gefahr für dieses System ist Glyphosat. Das Herbizid wird weltweit eingesetzt und ist mittlerweile allgegenwärtig in konventioneller Nahrung und im Trinkwasser. Glyphosat ist ein sogenanntes Glycin-Analogon, was bedeutet, dass es chemisch dem

Glycin so ähnlich ist, dass der Organismus es nicht von diesem unterscheiden kann. Es wird deshalb anstelle von Glycin in die Eiweiße eingebaut, wodurch diese ihre Funktion verlieren – ein Mechanismus, der bei Pflanzen zum Absterben führt. Entgegen den Herstelleraussagen betrifft dieser Mechanismus jedoch auch Bakterien, Insekten, Tiere und den Menschen. Einen Ausweg bieten Bioprodukte und solche aus nachvollziehbarer Wildsammlung sowie natürlich der Eigenanbau. Weitere Helfer scheinen lebende Essigbakterien zu sein. Sie können offenbar Glyphosat abbauen. Wir können uns diese mit unerhitztem Essig, aber auch mit Kombucha nach Hause holen. Wenn Sie sich nicht entschließen können, ihren hauseigenen Essig zu machen, dann gibt es Essigmanufakturen, die naturbelassenen Essig anbieten. Regelmäßiger Genuss wird sich auch stabilisierend auf das Darmmikrobiom (Darmflora) auswirken.

Künstliche Zusatzstoffe

Neben den Dopaminagonisten, die bereits ausführlich behandelt wurden, reagieren Hochsensible durchweg empfindlich auf synthetische Zusätze im Essen wie E-Stoffe und Aromastoffe. Als Grundstrategie empfehlen wir, sich auf Bioprodukte zu konzentrieren sowie auf nitratarmes Trinkwasser und eine gute Versorgung mit Glycin und den anderen Aminosäuren zu achten. Daneben brauchen wir noch kleine Extrastrategien für den Umgang mit Nitrat, Glyphosat und Co.

APROPOS SCHADSTOFFE

Checken Sie Ihr Koch- und Essgeschirr und ersetzen Sie Zinn, Blei, Kupfer, Aluminium und Kunststoffe durch Glas, Keramik, Stahl (Edelstahl, nickelarm) oder Holz. Holz wurde lange Zeit kritisiert, ist jedoch weitaus hygienischer als Kunststoff – deshalb zurück zum Holzschneidebrett!

Nitrat

Vor allem bei hochsensiblen Frauen sind Halbedelsteine und Symbole beliebt, die das Trinkwasser mit guten Informationen aufladen sollen. Dieses Bewusstsein für Trinkwasser sehen wir sehr positiv. Umso mehr erstaunt es uns, dass Wasserbewusste oft nicht darüber informiert sind, welche Umweltbelastungen in ihrem örtlichen Trinkwasserversorgungsbereich vorliegen. Zwar liefern die Zahlen der Wasserversorger, die Sie auf deren Homepage finden, nur einen groben Anhaltspunkt, weil sie im Sommer meist weit höher liegen als in den veröffentlichten Analysen und weil Glyphosatwerte gar nicht angegeben werden. Anhand des Nitratgehalts lässt sich dennoch eine Einschätzung vornehmen. Dazu betrachten wir Nitrat zusammen mit den Agrochemikalien als Komplex, denn beides gelangt mit Jauche, Düngung und Spritzung über die Äcker ins Trinkwasser – und dann auch ins Essen. Hohe Nitratwerte im Trinkwasser bedeuten deshalb automatisch auch hohe Pestizidrückstände einschließlich Glyphosat. Auch über konventionelles Gemüse und Fleischwaren nehmen wir reichlich davon auf. Im Körper sind von Nitrat und Agrochemikalien zuerst unsere Darmmikroben betroffen. Wenn die freundlichen Darmkeime verschwinden, dann überwuchern Problemkeime, allen voran Hefepilze und Clostridien, den Darm. Da bei hochsensiblen Menschen das Darmmikrobiom grundsätzlich instabiler ist, fällt die schädigende Wirkung besonders stark aus. Zudem gehen von Nitrat und Pestiziden weitere Gefahren aus, die natürlich alle Menschen betreffen. Was ist also zu tun?

GRENZWERTE

Sie können davon ausgehen, dass bei Analysewerten ab 15 mg/l Handlungsbedarf besteht. Der Grenzwert von 50 mg/l ist gemäß neuester Forschungen selbst für Normalsensible entschieden zu hoch. Neben der Aufbereitung unseres Trinkwassers können wir zusätzlich unser Darmmikrobiom stärken. Auch dafür sind Fermentgetränke wie Kombucha und unerhitzter Essig empfehlenswert. Beim Essen ist bei Wurstwaren, Pökelwaren und Käse, denen Nitrat/Nitrit zugesetzt ist, Zurückhaltung geboten. Beim Gemüse reichert sich das Nitrat besonders in den Stielen (Fenchel, Staudensellerie, Kohlrabi) und in Großknospen (Weißkohl, Wirsing, auch Blumenkohl) an. Auch Kürbisse können wahre Nitratbomben sein.

Substanzen, die die Darmbarriere beeinträchtigen

Vor allem, wenn Sie unter Verdauungsproblemen leiden, sollten Sie einen kritischen Blick auf alles werfen, was die Oberflächenspannung reduziert: Klarspüler, Geschirrspülmittel, Haushaltsreiniger, Zusätze (PEG, PEA) in Medikamenten und Kosmetika. Auch einige hochwertige Nahrungsmittel wie Quinoa beinhalten solche Stoffe – sogenannte Saponine. Bei Reinigern und Kosmetika hilft es, auf Produkte aus dem Biobereich zu setzen und grundsätzlich sparsam damit umzugehen. Bei Quinoa und anderen Körnern können Sie sich helfen, indem Sie diese ohne Fett sanft anrösten – wir nennen das toasten (**siehe Seite 122**) – oder sie zunächst in reichlich Wasser aufkochen, abseihen und erst dann mit frischem Wasser garen.

Mikrowelle

Während viele sich noch die Köpfe heißreden, wie gesundheitsgefährdend Handys sind, haben Mikrowellenherde längst Einzug in die Küchen gehalten. Ihre Strahlung ist jedoch deutlich stärker als die der Handys und sowohl der Aufenthalt in ihrer Nähe während des Betriebs als auch die Speisen daraus sind eindeutig gesundheitsgefährdend. Das gilt natürlich für uns sensible Naturen in besonderem Maße. Deshalb: lieber kalt essen als Mikrowellenessen!

Das Aufwärmen von Speisen sollten wir wegen des Histamins ohnehin lassen. Weitaus besser ist es, Speisen zum Mitnehmen so zuzubereiten, dass sie direkt gegessen werden können, also sättigende Salate und Antipasti statt Aufwärmreste vom Vortag. Und wenn Sie doch etwas Warmes brauchen, können Sie sich notfalls mit einem Wasserkocher behelfen. Komfortabel geht es auch im Büro mit einem Elektrowok.

Wie Sie sicher bereits bemerkt haben, überschneiden und ergänzen sich die Maßnahmen, mit denen wir die neuroendokrinen Stressoren meistern können. Und so fügen sie sich im Idealfall zu einem gesundheitsbewussten ökologisch orientierten Lifestyle mit gewissen Anpassungen zusammen.

HISTAMIN UND BIOGENE AMINE

Hochsensible reagieren generell sensibel auf Histamin und andere biogene Amine in der Nahrung. Unter Dauerstress weitet sich diese Sensibilität leicht zu einer Histaminintoleranz (HIT) aus. Biogene Amine sind kleine Moleküle, die im Körper aus Eiweißen gebildet werden und als Botenstoffe wesentlich für die Körperkommunikation sind. Als biogen werden sie bezeichnet, weil sie im Körper zahlreiche Funktionen erfüllen, darunter auch als neuroendokrine Botenstoffe. Neben Histamin sind auch Dopamin, Noradrenalin und Serotonin biogene Amine.

Andererseits entstehen biogene Amine auch in Nahrungsmitteln, wenn diese gelagert, geräuchert, fermentiert, gepökelt oder gereift werden. Die Zusammensetzung des Eiweißes bestimmt dabei darüber, welche biogenen Amine entstehen. Das wichtigste biogene Amin in der Nahrung ist Histamin. Daneben kommen vor allem die Amine Tyramin, Phenylethylamin, Octopamin, Tryptamin, Ethanolamin vor.

Histamin

Vereinfachend wenden wir uns jetzt nur dem Histamin zu. Es fällt umso mehr Histamin in einem Nahrungsmittel an, je mehr Eiweiß zersetzt wird. So enthält ein frisch gefangener Fisch nur Spuren davon (Ausnahme: Thunfisch). Bereits nach wenigen Tagen im Kühlschrank enthält derselbe Fisch bereits hohe Mengen Histamin. Bei Käse verhält es sich ähnlich: Frischkäse ist noch histaminarm, doch je länger gereift der Käse ist, umso höher steigen die Histaminwerte. Ein alter Gouda ist also bei Histaminintoleranz tabu, während ein Frischkäse durchaus noch tolerierbar sein kann.

HYGIENE & TRANSPORT

Wie sauber bei der Herstellung gearbeitet wird, macht dabei durchaus einen Unterschied. So schwanken die Histaminwerte bei Fruchtsaft und Wein erheblich in Abhängigkeit davon, ob angefaulte Früchte mit in die Presse kamen oder ungewollte Gärprozesse auftraten. Auch die langen Transport- und Lagerzeiten unserer internationalen Warenwirtschaft tragen zur Histaminbelastung bei, denn durch Lagerung zersetzt sich das Eiweiß der Nahrungsmittel bereits spontan zu biogenen Aminen. So kommt ein Apfel heute allgemein nicht vom Baum in den Markt, sondern geduldet sich erst einmal monatelang im Klimalager, wobei er das Eiweiß abbaut. Vielleicht hat Ihnen ja schon mal jemand erzählt, dass er im Herbst frische Äpfel vom Baum essen kann, während er gekaufte Äpfel mit Beschwerden büßt.

Zusätzlich kommt zum Tragen, dass Früchte umso unreifer geerntet werden, je weiter sie transportiert werden müssen. Einmal vom Baum getrennt, reifen die meisten Früchte nicht weiter. Sie werden nur noch notreif. Auch dabei entstehen viele biogene Amine, die die Histaminwirkung verstärken.

KÖRPERBOTE MIT FALSCHER NACHRICHT

Zunächst vermittelt Histamin jede Art von entzündlicher Reaktion, gleich ob durch Allergene, Keime oder eine Verletzung verursacht. Dadurch ähneln sich die Beschwerden einer Histaminintoleranz und einer Allergie. Weiter vermittelt der Botenstoff zahlreiche organspezifische Funktionen, zum Beispiel in Blutgefäßen, Haut, Immunsystem, Muskeln und nicht zuletzt auch in den Bauchorganen. Und außerdem ist Histamin ein Neurotransmitter und wirkt mit Dopamin zusammen im neuroendokrinen System. Da der Körper aber mit Histamin wichtige Körperabläufe steuert,

können bereits kleine Mengen Histamin aus dem Essen ebenfalls an die entsprechenden Rezeptoren andocken und so für Informationschaos sorgen.

Größere Mengen aus der Nahrung führen gar zu Nahrungsmittelvergiftungen mit Übelkeit, Erbrechen, Durchfall, Schwäche, Fieber und Kreislaufproblemen.

Histaminverstärker

Moderate Histaminmengen können auch dann Probleme bereiten, wenn die Histaminwirkung durch andere Stoffe verstärkt wird. So hemmen Alkohol, Nikotin, Koffein sowie bestimmte Medikamente den Abbau von Histamin im Körper, wodurch es sich im Körper aufstaut. Andere biogene Amine verstärken neben den jeweils eigenen Wirkungen ebenfalls die Wirkung von Histamin, indem sie den Abbau verlangsamen.

Sogenannte Histaminliberatoren provozieren eine Ausschüttung von körpereigenem Histamin, ohne biogene Amine zu sein. Solche Stoffe finden sich in Ananas, Erdbeeren, Kakao, Schalentieren und anderen Nahrungsmitteln. Die Reaktion ist sehr individuell und betrifft nicht jeden.

Auch Sulfite (z. B. im Wein), Salicylate (z. B. in Kopfschmerzmitteln und verschiedenen Nahrungsmitteln wie Gemüsen und Kräutern) und Oxalate (in Gemüsen und Kräutern) interagieren mit dem Histaminsystem des Körpers. Des Weiteren verstärken entzündliche und allergische Prozesse durch die Freisetzung von körpereigenem Histamin das Geschehen. Und auch Darmbakterien können eine zusätzliche Histaminbelastung in unserem Körper verursachen.

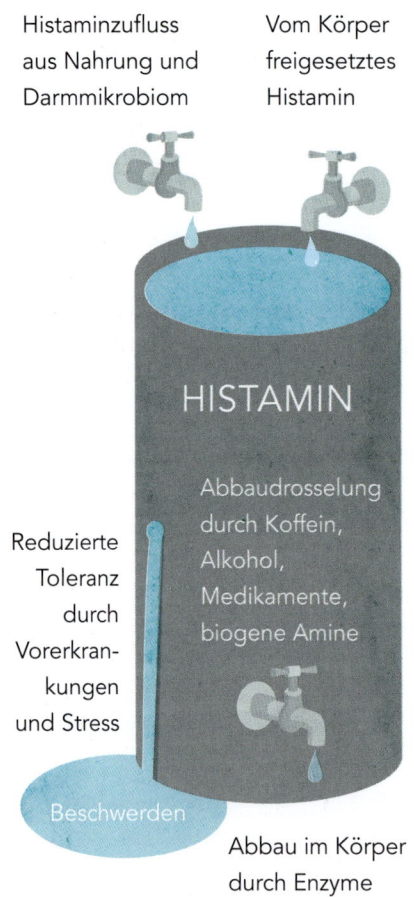

Histaminzufluss aus Nahrung und Darmmikrobiom

Vom Körper freigesetztes Histamin

HISTAMIN

Abbaudrosselung durch Koffein, Alkohol, Medikamente, biogene Amine

Reduzierte Toleranz durch Vorerkrankungen und Stress

Beschwerden

Abbau im Körper durch Enzyme

Wechselspiel: Vielfältige äußere und innere Faktoren beeinflussen unseren Histaminspiegel.

Vorsicht Schimmel

Aufgrund von langjährigen persönlichen Beobachtungen halten wir es für durchaus plausibel, dass einiges von dem, was derzeit als Histaminintoleranz gewertet wird, durch Schimmelpilzgifte (Mykotoxine) verursacht wird. Besonders betroffen von dieser Problematik ist neben Kakao, Kaffee und fermentierten Tees wie Schwarztee und Rooibos auch weißer Pfeffer. Der Schimmel tritt meist bereits bei der Fermentation und Trocknung der Rohware auf. Aber auch bei der industriellen Herstellung von Fruchtsaft oder der Verarbeitung von Nüssen gelangen immer wieder Schimmeltoxine in die Endprodukte. Auch bei Reifeprozessen von Fleischwaren und Käse spielen Schimmelpilze eine Rolle und dies sind auch die Hauptproblemnahrungsmittel bei Histaminintoleranz. Hat sich der Körper erst sensibilisiert gegen Schimmel, reagiert er häufig auch auf Hefen und sogar Speisepilze ähnlich.

HISTAMININTOLERANZ (HIT)

Durch eine Sensitivierung gegenüber Histamin und die angesprochenen Begleitfaktoren kommt es bei der Histaminintoleranz bereits bei üblichen Mengen im Essen zu Beschwerden. Aus den erwähnten vielfältigen Funktionen des Histamins erklärt es sich, dass diese Erscheinungen so verschiedengestaltig sein können. Die Liste möglicher Symptome ist lang und schwer überschaubar.

SYMPTOME BEI HISTAMIN-INTOLERANZ

- Anschwellende Nasenschleimhaut, laufende Nase, Niesen, Auswurf, Hustenreiz, Atembeschwerden
- Sodbrennen, Gastritis, Übelkeit, Erbrechen, krampfartige Bauchbeschwerden, Blähungen
- Juckreiz, Hautausschlag, Hautrötungen, Akneschübe
- Hitzewallungen, Schweißausbrüche, gestörtes Temperaturempfinden
- Herzrasen, Herzstolpern, Herzklopfen, Kreislaufschwäche
- Kopfschmerzen, Migräne, Schwindel
- Schlafstörungen, Müdigkeit
- Verstärkung entzündlicher Erkrankungen
- Menstruationsbeschwerden
- Ödeme (Schwellungen, Wasseransammlungen, z. B. geschwollene Augenlider)

Psychischer Stress und HIT

In Belastungssituationen werden die Beschwerden einer Histaminintoleranz schlimmer und treten dann bereits bei wesentlich geringeren Mengen an Histamin auf. Von einem derartigen Stress-Sensitivierungseffekt berichten auch Hochsensible, die ansonsten keine Histaminprobleme haben. Oft treten die Beschwerden sogar nach einer längeren erschöpfenden Stressphase erstmals auf. Die Histaminintoleranz kann hier als Stresserkrankung aufgefasst werden. Unser Aktivierungs-Sensitivierungs-Modell (**siehe Seite 16**) verdeutlicht die Dynamik dahinter. Dabei wirkt Histamin wie Dopamin sowohl aktivierend als auch sensitivierend und wird durch Stress in seiner Wirkung noch verstärkt.

Der Dysbiose-Teufelskreis

Ein wichtiger Faktor im Histamingeschehen sind Darmkeime. Sowohl Hefen als auch Fäulniskeime bilden Histamin. Kommt es zu einer Störung des Darmmikrobioms (Darmflora) mit Gärung oder Fäulnis, dann kann aus dem Darm heraus eine krank machende Histaminbelastung entstehen. Neben der Schädigung des Mikrobioms durch Antibiotika und Pestizidrückstände führt auch der längere Genuss unverträglicher Nahrung zu einem gestörten Mikrobiom. Kommt es zu Entzündungen der Darmschleimhaut, verschlechtert sich die Aufnahme bestimmter Nahrungsbestandteile, darunter auch Kupfer, Zink und B-Vitamine, die benötigt werden, um DAO (Diaminooxidase) zu bilden. DAO wiederum ist das Enzym, das Histamin im Darm abbauen sollte. Durch das gestörte Mikrobiom fällt also zusätzliches Histamin im Darm an und zugleich wird das Histamin aus der Nahrung und aus der gestörten Darmflora schlechter abgebaut. So entsteht ein chronisch leicht entzündeter Zustand im Darm. Fühlen kann man das meist nur als undefinierbaren Reizzustand im Bauch – mal verträgt man ein Essen, dann nicht mehr. Man ist irgendwie histaminempfindlich, jedoch nur mit einem unklaren Bezug zu Nahrungsmitteln. Diese schwammigen Beschwerdebilder sind deshalb typisch für unerkannte Intoleranzen, bei denen eine Dauerbelastung zur Veränderung des Darmmikrobioms führt.

Was tun bei HIT?

Die individuellen Reaktionen bei einer Histaminintoleranz fallen sehr unterschiedlich aus. Deshalb genügt es nicht, sich an Listen mit Histamingehalten von Nahrungsmitteln zu halten und die histaminreichsten zu vermeiden. Diese Listen verhelfen nur zu einer groben ersten Orientierung. Den Rest muss jeder selbst herausfinden. Für diesen Schritt nutzen wir die Arbeit mit dem Ernährungstagebuch (**siehe Seite 102**). Im Gegensatz zu Labortests gibt das Ernährungstagebuch Aufschluss über die tatsächlich unverträglichen Nahrungsmittel und zeigt auch den Bezug zu den Stressmomenten auf. Mit diesem Wissen kann dann in einer sogenannten Auslassdiät das Weglassen bestimmter Nahrungsmittel erprobt werden. Damit die Kost vollwertig bleibt, müssen im anschließenden Kostversuch alternative Nahrungsmittel gefunden werden. Und der Genuss und die Teilhabe am sozialen Leben sollen ebenfalls nicht zu kurz kommen. Auch eine nur bedingte Verträglichkeit kann hilfreich sein, um sich zum

Beispiel bei einem Essen im Restaurant leichter zurechtzufinden. Die Liste der letztlich zu meidenden Nahrungsmittel soll möglichst kurz ausfallen.

10-PUNKTE-PLAN BEI HISTAMINEMPFINDLICHKEIT

Auch ohne Histaminintoleranz haben Sie als Hochsensible eine erhöhte Empfindlichkeit gegenüber Histamin. Diese macht sich vielleicht nur ausnahmsweise mit Bauchbeschwerden bemerkbar. Doch kann eine Histaminbelastung auch andere gesundheitliche Probleme verstärken, die Leistungsfähigkeit bremsen oder eine unangenehme Tagesmüdigkeit verursachen. Wir empfehlen deshalb grundsätzlich das Vorgehen nach dem folgenden 10-Punkte-Plan.

1. Frische und Qualität

Suchen Sie sich für den Einkauf Ihrer Problemnahrungsmittel engagierte Erzeuger, bevorzugt regionale (kurze Handelswege), die hochwertige Qualität anbieten, und bereiten Sie sich Ihr Essen selbst frisch zu.
Dieses konsequente Mehr an Qualität ist oft bereits der Weg zur Besserung der Beschwerden. Umgekehrt ist unsere persönliche Wahrnehmung, dass es vielfach die Minderwertigkeit der Produkte ist, die mit Beschwerden teuer bezahlt wird. Und obwohl im Biobereich viele Unternehmer sehr engagiert arbeiten, gibt es auch dort Qualitätsprobleme.

Es kann also durchaus vorkommen, dass Sie die Schokolade eines Herstellers gut tolerieren, während andere Schokoladen deutliche Beschwerden verursachen. Ja, auch Schokolade gehört leider zu den Problemprodukten bei Histaminintoleranz.

2. Ihr persönliches Limit

Es gibt stets eine gewisse Toleranzgrenze, die zu beachten ist. Ob Sie dann lieber ein wenig Räucherlachs oder doch vom Käse nehmen – wichtig ist, insgesamt unter dem persönlichen Limit zu bleiben. Diese Toleranz unterliegt allerdings auch dem Einfluss der Stressfaktoren und schwankt damit. Mit etwas Aufmerksamkeit werden Sie aber rasch ein Gespür dafür entwickeln, wann Sie besser verzichten sollten.

3. Weniger Stress = mehr Toleranz

Ein gutes Stressmanagement ist für Hochsensible grundsätzlich wichtig, für Histaminintolerante ist es umso wichtiger: Denn je weniger Stress Sie haben, desto größer wird Ihre Histamintoleranz sein.

4. Körperstress reduzieren

Zu den körperlichen Stressoren zählen auch alle Erkrankungen. Es ist deshalb angezeigt, nach chronisch entzündlichen Prozessen im Körper zu suchen, auch solchen, die keine Beschwerden machen, wie beispielsweise an Zähnen, Nebenhöhlen, Blase. Suchen Sie mit einem Heilpraktiker nach Herderkrankungen.

5. Gute Trinkgewohnheiten

Unter den histaminverstärkenden Getränken sind Kaffee und alkoholische Getränke wohl am ehesten vermeidbar. Prinzipiell fallen auch Energydrinks und andere koffeinhaltige Getränke in diese Kategorie. Und auch Limonaden und andere stark zuckerhaltigen Getränke stressen den Körper. Umgekehrt können gute Trinkgewohnheiten helfen, das Histamin im Körper zu verdünnen.

Eine gute Trinkmenge ist die, die dazu führt, dass Ihr Urin maximal so gelb wie helle Apfelschorle ist, möglichst zwischendurch auch heller. Dafür benötigen Erwachsene zwischen einem Liter bei vegetabiler Kost und vorherrschend kühler Umgebung und gut fünf Litern bei Schwitzen und viel trockener Kost. Deshalb, und weil übermäßiges Trinken negativ auf die Nieren wirkt, machen pauschale Angaben zur Trinkmenge wenig Sinn. Beobachten Sie die Farbe Ihres Urins und stellen Sie Ihre Trinkmenge entsprechend ein.

SCHLUCKWEISE TRINKEN

Bernhard hat beobachtet, dass das Trinken großer Mengen auf einmal nach kurzer Zeit eine Harnflut bewirkt. Wird hingegen schluckweise über den Tag verteilt getrunken, werden größere Mengen sogenannter harnpflichtiger Substanzen mit ausgeschieden. Dies weist darauf hin, dass beim langsamen Trinken das Grundgewebe der Zellen besser durchgespült wird. Damit wird auch das Histamin besser verdünnt. Optimal ist es zudem, erst mit einem gewissen Abstand nach den Mahlzeiten zu trinken, um die Verdauung nicht zu beeinträchtigen.

6. Hilfe für unterwegs

Mit einem Diaminooxidase-Enzympräparat kann der Histaminabbau im Darm unterstützt werden. Damit kann man den Problemen beim Essen außer Haus begegnen. Antihistaminika und Mastzellstabilisatoren mögen als Notfallmedikation hilfreich sein. Gerade Hochsensible müssen jedoch mit Nebenwirkungen bei der Anwendung rechnen. Eine Daueranwendung ist nicht zu empfehlen.

7. Versorgung optimieren

Eine abgestimmte Substitution mit B-Vitaminen, Mineralstoffen und Spurenelementen kann zusätzlich stabilisieren. In Belastungszeiten sind Vitamin-C-Infusionen eine Option. Dies besprechen Sie bitte mit Ihrem Heilpraktiker oder Mediziner.

8. Alltagsdrogen meiden

Alltagsdrogen enthalten Histamin sowie Stoffe, die den Histaminabbau hemmen. Reduzieren oder meiden Sie den Konsum.

9. Das Mikrobiom wiederherstellen

Da ein gestörtes Darmmikrobiom zumeist Anteil hat an der HIT, ist eine Keimanalyse sinnvoll. Die daraus folgenden Maßnahmen besprechen Sie am besten mit einem Heilpraktiker oder Ernährungsmediziner.

10. Natürliche Histaminhelfer

Es gibt eine ganze Reihe von pflanzlichen Nahrungsmitteln, die histaminsenkend wirken. Dazu gehören unter anderen Schwarzkümmel, Oregano, Tulasi (indisches Basilikum) und Ingwer. Gerade Kräuter, die entzündungshemmend wirken, haben zumeist einen histaminsenkenden Effekt. Einige davon lassen sich sehr gut als Gewürze und Kräuter ins Essen integrieren, manche sind als Tee angenehmer zu genießen. Wenn Darmkeime am Problem beteiligt sind, kann man mit Heilerde oder gerbstoffreichen Pflanzen, die die Bakterien binden, gegensteuern. Auf **Seite 60** stellen wir Ihnen das Blutwurz Compositum Bühr vor, das beide Wirkungen vereint.

BRENNNESSEL

Die Brennnessel ist paradox. Zum einen enthält sie selbst Histamin und andere biogene Amine. Zum anderen bescheinigen Studien ihr neben anderen hohen gesundheitlichen Werten auch entzündungshemmende Effekte. Bernhards Erfahrung zeigt, dass ein schützender Effekt auftritt, wenn man 80–100 Gramm weiche Brennnesseltriebspitzen ein- bis zweimal wöchentlich kurz gegart als Gemüse isst. Probieren Sie zum Beispiel einmal die Brennnesseln in Kardamomsahne von **Seite 133**.

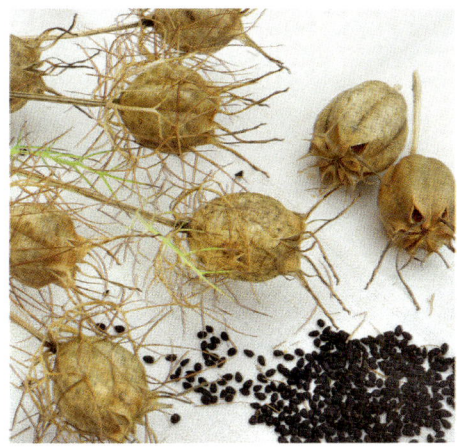

Schwarzkümmelsamen wirken histaminsenkend.
Sie können ganz oder gemahlen verwendet werden.

HÄUFIGE FRAGEN

Gibt es keinen Histamintest?

Es gibt zwar Labortests auf Histamin und das histaminabbauende Enzym DAO. Eine Histaminintoleranz kann aber nur durch den Ausschluss anderer Erkrankungen in der Zusammenschau mit Beschwerden und Laboruntersuchungen festgestellt werden. Zielführend ist es, zuerst in einem ausführlichen Gespräch mit einem Heilpraktiker/Arzt alles zusammenzutragen und dann zu entscheiden, welche Tests aufschlussreich sind. Für die Frage, welche Nahrungsmittel tatsächlich gemieden werden müssen, bringen die derzeit verfügbaren Histamintests leider nichts, da zwischen Laborbefunden und tatsächlichen Beschwerden große Unterschiede bestehen.

Woran erkenne ich, dass es Histamin ist?

Die Unterscheidung, ob es sich um eine Reaktion auf Histamin, andere biogene Amine oder beispielsweise eine allergische Reaktion handelt, gelingt meist mit dem Ernährungstagebuch anhand der Kombination von Details. Verschlimmert sich beispielsweise die Reaktion auf Krustentiere durch Wein, liegt eine Histaminreaktion nahe. Vertragen Sie einen Ziegencamembert, während Sie auf einen Emmentaler (Kuhmilch) Beschwerden bekommen, liegt eine Intoleranz oder allergische Reaktion näher.

Wie ist das mit Allergietests?

Eine Histaminreaktion ist keine Allergie. Jedoch gibt es große Ähnlichkeiten mit Allergien, weil auch bei der Allergie Histamin ausgeschüttet wird. Eine allergologische Diagnostik hilft bei der Frage, ob eine Allergie an den Beschwerden beteiligt ist.

Reste retten – geht das?

Achtsamkeit und Wertschätzung sind Grundgebote im Umgang mit Nahrungsmitteln. Andererseits erfordert die Ernährung bei Histaminintoleranz absolute Frische. Aufgewärmtes ist dabei immer problematisch. Besser ist es, nur das fertig zu kochen, was gleich gegessen werden soll. Der Rest wird blanchiert und gekühlt/tiefgefroren. Essensreste aufzuwärmen, ist im Übrigen grundsätzlich keine gute Idee (**siehe Seite 35**).

ALLERGIEN – HISTAMININTOLERANZ – UND ANDERE INTOLERANZEN

Die nachfolgende Tabelle soll Ihnen Orientierung geben über die Unterschiede zwischen Histaminintoleranz und anderen Nahrungsmittelintoleranzen sowie Allergien. Sie wird Ihnen auch bei der Arbeit mit dem Ernährungstagebuch helfen.

Gesundheits-störung	hervorgerufen durch ...	Die Beschwerden treten ...	Besonders ist, dass ...
Nahrungsmittel-allergie	... eine Immun-reaktion nach Sensibilisierung	... bereits kurz nach dem Genuss des Nahrungsmittels auf; erste Anzeichen sind Rötung, Kribbeln im Mund, Schleimhautschwellung (Sofort-Typ).	... die Beschwerden bereits nach dem Verzehr geringer Mengen auftreten, teils sogar nach dem Verzehr von Spuren.
		... teilweise erst wenige Stunden nach dem Genuss des Nahrungs-mittels auf mit Magen-Darm-Problemen und Beschwerden wie bei Histaminreaktionen (Verzögerter Typ).	... eine Testung möglich ist.
		... nach Stunden oder am nächsten Tag auf, zum Beispiel als Hautausschlag (Spät-Typ).	
gluteninduzierte Autoimmun-erkrankungen, Zöliakie	... eine Autoanti-körperbildung, ausgelöst durch Gluten in Verbindung mit Viren	... äußerst variabel auf mit und ohne Bauchbeschwerden, Durchfall und unterschiedlichen anderen Unpässlichkeiten – meist lang anhaltend und mit nur schwachem Bezug zur aktuellen Belastung.	... eine Besserung der Beschwerden teilweise erst nach vollständiger Vermeidung entsprechender Nahrungsmittel eintritt (Kontaminationen sind bedeutsam).
			... eine Diagnose mit Testung und Biopsie möglich ist.

Gesundheits-störung	hervorgerufen durch ...	Die Beschwerden treten ...	Besonders ist, dass ...
Histamin-intoleranz (HIT)	... Histamin unter Beteiligung von anderen biogenen Aminen und histaminverstärkenden Faktoren	... bereits beim Genuss entsprechender Nahrungsmittel auf mit verstopfter Nase, Trunkenheitsgefühl, Hitzewallungen, Rotwerden (Flush). ... manchmal erst wenige Stunden nach dem Genuss auf mit Übelkeit, Bauchschmerzen, Kreislaufschwäche, Unterzuckerung. ... als Spätreaktion auf mit Migräne, Ausschlag, depressiver Verstimmung, Zyklusbeschwerden. ... bei Beteiligung des Darmmikrobioms als wechselhafte Dauerbeschwerden wie Verstimmung, Zyklusbeschwerden u.v.m. auf.	... die Beschwerden je nach »Tagesform« schwanken. ... die Beschwerden abhängig von der Frische der Nahrungsmittel, von Kombinationen (Wein u. Käse, Wein u. Krustentiere) sowie anderen Begleitumständen sind. ... die Diagnose nicht von der Testung allein abgeleitet werden kann.
Intoleranz gegen Zuckerarten/Zuckeralkohole	... eine gestörte Aufnahme der Zuckerstoffe im Darm (Enzymmangel)	... wenige Stunden nach dem Genuss entsprechender Nahrungsmittel auf mit Blähungen, eventuell Durchfall, auch Unterzuckerung, Kreislaufschwäche und Müdigkeit. Die Verdauung ist meist dauerhaft beeinträchtigt.	... die Beschwerden einen deutlichen Bezug zur verzehrten Menge der jeweiligen Zuckerstoffe haben. ... eine Testung möglich ist.
Intoleranz gegen Kasein, Gluten	... eine direkte Wirkung auf neuroendokrine Systeme	... äußerst variabel auf mit und ohne Bauchbeschwerden, Durchfall und unterschiedlichen anderen Unpässlichkeiten. Meist sind sie lang anhaltend mit nur schwachem Bezug zur aktuellen Belastung.	... eine Besserung der Beschwerden teilweise erst nach vollständiger Vermeidung eintritt (Kontaminationen sind bedeutsam). ... die Diagnose nur durch Ausschluss anderer Ursachen, vor allem Zöliakie und Allergien, möglich ist.

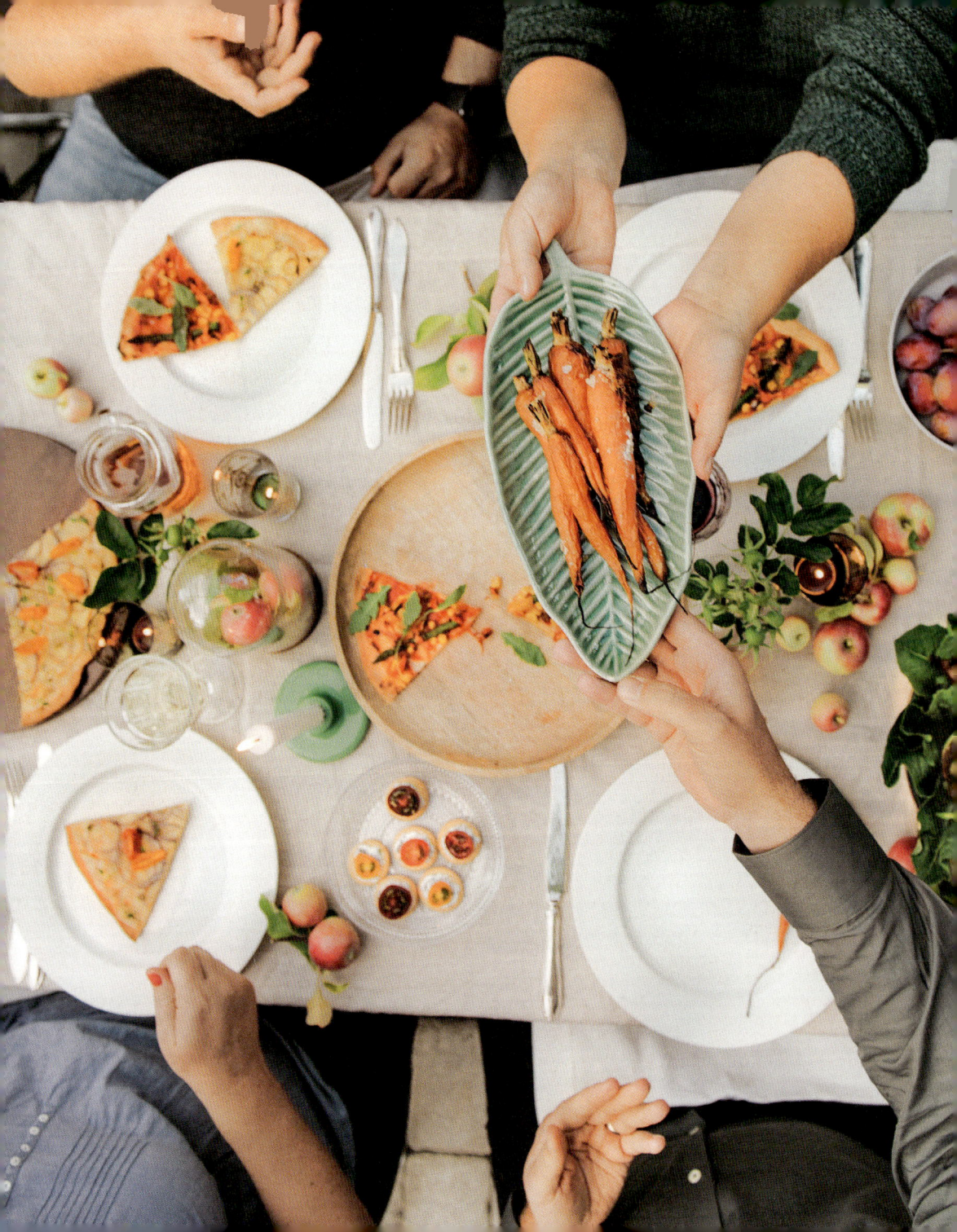

HOCHSENSIBLE KOSTBEDÜRFNISSE

Jeder Zartbesaitete reagiert individuell anders auf Nahrungsbestandteile. Wir müssen uns also lossagen vom »Aber-das-Machen-doch alle-so« und unsere ganz persönliche bekömmliche Ernährungsweise finden.

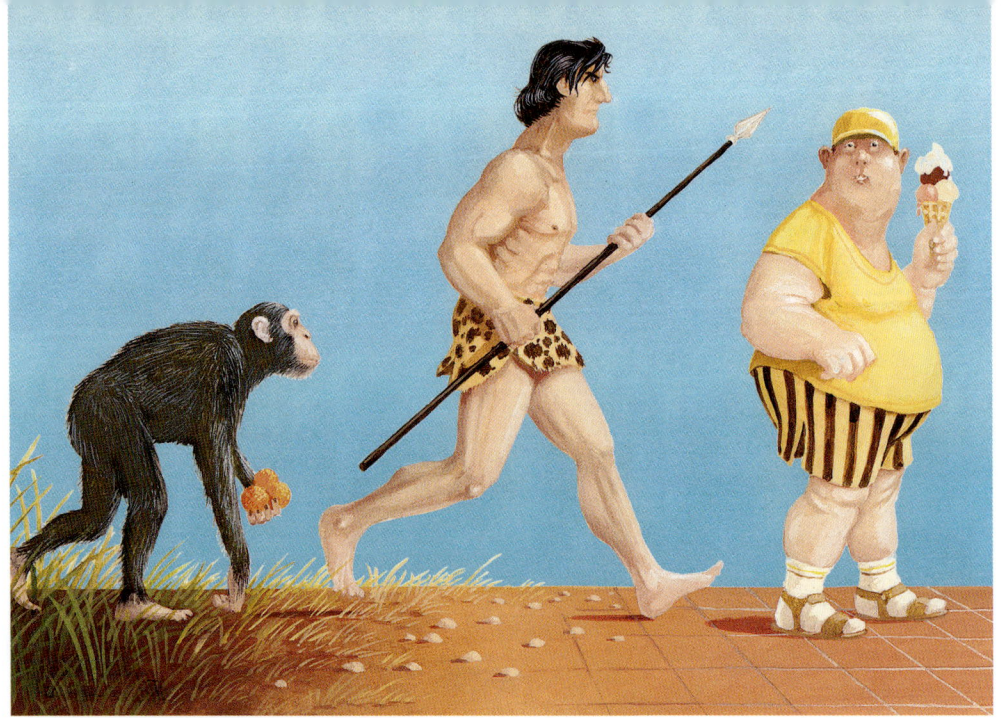

GEBRAUCHSANLEITUNG FÜR DEN HOCHSENSIBLEN DARM

Wir orientieren uns von Geburt an an anderen. Diese anderen, in der Mehrzahl Normalsensible, haben jedoch deutlich andere Voraussetzungen. Damit benutzen wir quasi eine falsche Gebrauchsanleitung für unseren Körper. Hochsensible versuchen nur zu gerne, normal zu leben. Und als normal gilt es, wattiges Brot zu essen, drei bis fünf Tassen Kaffee am Tag zu trinken … Für Normalsensible mag dies angenehm aktivierend sein. Gesund ist es selbst für sie nicht. Wie bereits erläutert, ist es das Wechselspiel von Aktivierung und Sensitivierung, das besonders unter Stress zur Überlastung des hochsensiblen Körpers führt. Während also Normalsensible nach dem zweiten Kaffee allmählich betriebsam werden, macht uns Hochsensible diese Menge Kaffee womöglich schon fahrig.

GRUNDLINIEN DER KOST FÜR HOCHSENSIBLE

Bei aller Individualität der Verträglichkeiten zeichnen sich in Bernhards Arbeit mit dem Ernährungstagebuch (siehe Seite 102) und in den Kostversuchen mit seinen Klienten zumindest gemeinsame Grundlinien für die Ernährung ab. Sie sollten neben der grundsätzlich geringeren Toleranz gegenüber neuroendokrinen Stressoren und synthetischen Substanzen Beachtung finden.

Hoher Bedarf an bestimmten Aminosäuren

Aufgrund der Dynamik von Aktivierung und Sensitivierung haben Hochsensible einen erhöhten Bedarf an Tyrosin, Tryptophan, Phenylalanin, Glycin und Glutamin bei insgesamt nicht erhöhtem Eiweißbedarf. Dies zeigt sich dann auch in Gelüsten. So kann sich etwa ein Tyrosinbedarf in einem Verlangen nach rohem Fisch und Käse zeigen.

Hoher Bedarf an sekundären Pflanzenstoffen

Zur Schutzwirkung von sekundären Pflanzenstoffen wie Flavonoiden (gelbe Farbstoffe), Anthozyanen (rotblaue Farbstoffe), Gerbstoffen, Phenolsäuren und ähnlichen Stoffen kommt eine ausgleichende und antihistaminische Wirkung, von der Hochsensible profitieren. Außerdem wirken sich sekundäre Pflanzenstoffe günstig auf die oft instabile Verdauung Hochsensibler aus.

Entlastung durch Kostrotation

Eine Kost, in der eine phasenhafte Abfolge von Nahrungsmitteln dominiert anstelle eines Dauerkonsums, wirkt beruhigend auf das Immunsystem. Viele Hochsensible haben intuitiv einen solchen phasenhaften Wechsel der Essvorlieben. Dies kommt einer Rotationskost nahe, wie sie bei Nahrungsmittelallergien und Neurodermitis eingesetzt wird.

Erhöhte Empfindlichkeit gegenüber der Kost sesshafter Kulturen

Für die Kost sesshafter Kulturen sind anregende Substanzen wie Koffein, Kasein, Gluten sowie Zersetzungsbegleitstoffe wie Histamin und andere biogene Amine, Schimmelpilztoxine und Alkohol typisch. Hochsensible zeigen jedoch unabhängig von Intoleranzen durchweg eine erhöhte Empfindlichkeit gegenüber diesen Stoffen und sollten sie deshalb mit Vorsicht genießen.

Fleisch nur in kleinen Mengen

Für größere Mengen Schlachtfleisch reicht die Verdauungskraft oft nicht aus, sodass Hochsensible sich nach Fleischmahlzeiten häufig unwohl fühlen. Insbesondere, wer vorwiegend vegetarisch lebt, ist auch fleischentwöhnt und verdaut das Steak vom Grillabend kaum. Die Bekömmlichkeit kaltblütiger Tiere (Fisch, Amphibien, Meeresfrüchte) ist grundsätzlich wesentlich besser. Allerdings gilt es hierbei, das Problem der mangelnden Frische gekaufter Ware zu meistern.

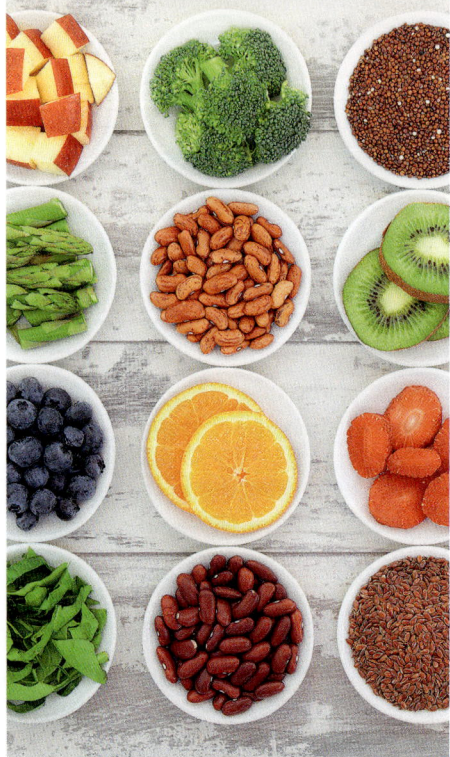

Ideal, nicht nur für Hochsensible, ist eine abwechslungsreiche, frische und individuell abgestimmte Kost.

HOCHSENSIBLE KOST ALS SAMMLERKOST

Führt man die zuvor aufgeführten Kostmerkmale zusammen, so ergibt sich das Bild einer Sammlerkost. Dieses Modell dient uns dazu, die verschiedenen Empfehlungen zu einem Gesamtbild zusammenzufügen. Doch was ist eine Sammlerkost? Vor einigen Jahren hat ein 100-jähriger Inuit in einer Umfrage zum Besten gegeben, dass er sein langes Leben vor allem der Gewohnheit verdanke, jeden Morgen ein großes Stück Walrossspeck zu essen.

Was aber in der Arktis bei Kräften hält, würde am Amazonas wohl den Herztod bedeuten. Vielfalt im Einklang mit den Lebensumständen ist also entscheidend. Die Kostformen von Sammlerkulturen weisen deshalb nur einige generelle Gemeinsamkeiten auf:

- Sie basieren weitgehend auf tagesfrischen Nahrungsmitteln. Sie sind deshalb natürlich histaminarm.
- Es gibt eine stark ausgeprägte saisonale Abfolge von Nahrungsmitteln, wobei das Repertoire wesentlich breiter ist als das hierzulande übliche Marktangebot. Grundnahrungsmittel und Vorratshaltung spielen nur in Mangelzeiten (Winter, Trockenzeit) eine größere Rolle.
- Das Verhältnis von tierischer zu pflanzlicher Kost ist stark abhängig vom bewohnten Biotop und von klimatischen beziehungsweise saisonalen Gegebenheiten.
- Die Nahrung wird nur wenig verarbeitet.
- Kaltblütige Tiere wie Amphibien, Reptilien, Fische, Meerestiere sowie Insekten spielen eine größere Rolle als in unserer Kost, Fleisch von warmblütigen Tieren eine geringere Rolle.

Maßgeschneidert ernähren

Die Vision von der Sammlerkost macht die Aufgabe, sich als Hochsensibler richtig zu ernähren, greifbarer und hilft, sich einer individuellen Kost anzunähern. Eine Kost für Hochsensible sollte stets maßgeschneidert sein. Körperliche Bedürfnisse, Genuss, kulturelle

Besonderheiten und Lebensumstände müssen berücksichtigt werden.

Viele Hochsensible finden sich in den vegetabilen Kostformen wieder, da die hochsensible Verdauung mit Fleischmahlzeiten oft nur schwer zurechtkommt, während sich Obst und Gemüse gut verdauen lassen. Ausschlaggebend mögen dabei auch die damit verknüpften Argumentationen sein, die das Lebensgefühl von Hochsensiblen und das Bedürfnis nach Zugehörigkeit ansprechen. Wir empfehlen jedoch die Abkehr von »...ismen« aller Art, denn auch ein goldener Käfig ist ein Käfig. Denn ob Vegetarismus, Veganismus, Low Carb oder Paleo – all diesen Kostformen ist gemeinsam, dass sie Eine-Kost-für-alle-Kostformen sind. Sie unterstellen, dass Menschen alle gleich sind und auch alle die gleichen Bedürfnisse haben. Das ist sehr industriegerecht, aber biodiverse Vielfalt ist auch beim Menschen die Wirklichkeit.

Legen Sie also all die guten Argumente für Ihre aktuell bevorzugte Kostform beiseite und schauen Sie zunächst auf Ihre individuellen Bedürfnisse. Dabei kann es helfen, wenn Sie sich folgende Fragen stellen:

- Was brauche ich wirklich, damit mein Körper und meine Psyche rundlaufen?
- Wie muss mein Essen sein, damit ich es gut verdaue?
- Welche Stoffe dürfen nicht darin enthalten sein?
- Was hätte ich sonst noch gerne in meinem Essen?

GUTES ESSEN HÄLT LEIB UND SEELE ZUSAMMEN

Zwar betreffen die Zusammenhänge zwischen Ernährung, Keimen im Darm und der psychischen Gesundheit alle Menschen. Ohne dass uns konkrete Zahlen vorliegen, scheinen Depressionen und Darmmikrobiomstörungen unter Hochsensiblen aber ein besonders brisantes und wichtiges Thema zu sein.

Darmmikrobiom und Depression

Bereits seit Jahren werden Studien veröffentlicht, in denen Zusammenhänge zwischen Ernährung, Mikrobiom und psychischer Gesundheit aufgezeigt werden. So haben 2017 in der SMILES-Studie der australischen University of Melbourne zum Zusammenhang von Ernährung und Depression die Probanden nach drei Monaten wesentlich von einer modifizierten frisch zubereiteten mediterranen Kost profitiert. Ein Drittel der Probanden aus der Ernährungsgruppe war sogar beschwerdefrei, was ein außerordentlich positives Ergebnis ist, verglichen mit herkömmlichen Behandlungsansätzen.

Hochverarbeitete und stark zuckerhaltige Nahrungsmittel erhöhen umgekehrt das Risiko für Depressionen. Neben dem Einfluss der mit dem »Pappschachtel-Essen« einhergehenden Mangelernährung und anderen problemverschärfenden Begleitumständen wie synthetischen Zusätzen, hohem glykämischem Index etc. kommt dem Darmmikrobiom dabei eine zentrale Rolle zu. In weiteren

Studien wurde dieser Zusammenhang bereits so klar nachgewiesen, dass Forscher vermuten, mit spezifischen Bakterienkulturen die Behandlung von Depressionen revolutionieren zu können. Entsprechende Präparate gibt es noch nicht, die Denkansätze sind dennoch vielversprechend.

Kurz gefasst: Frisch zubereitetes Essen mit viel Gemüse und frischen Kräutern hält Leib und Seele zusammen. Ob Sie lieber italienische, asiatische oder indische Gerichte, Fusion- oder Crossover-Küche mögen, spielt dabei keine Rolle. Hauptsache, Sie genießen die gesunde frische Kost täglich.

PFLEGE DES DARMMIKROBIOMS

Die Pflege des Darmmikrobioms (früher Darmflorapflege) ist neben einer hochwertigen Kost, die auch eine gute Aminosäurenversorgung gewährleistet, zur Vorbeugung und auch zur Heilung bei Depression fundamental. Neben Faserstoffen und Quellstoffen sind besonders die sogenannten FODMAPs das optimale Bakterienfutter.

Als FODMAPs bezeichnet man unterschiedliche Zuckerstoffe, die nicht vom Körper aufgenommen werden, sondern eben von Bakterien abgebaut werden. Da aber nicht jedes Bakterium in der Lage ist, jeden Zuckerstoff abzubauen, kann durch die Auswahl der Zuckerstoffe im Essen auch die Zusammensetzung der Darmbakterien beeinflusst werden. So unterstützt etwa Inulin – enthalten in Topinambur, Schwarzwurzeln, Chicorée und anderen Gemüsen – die wertvollen Bifidobakterien. Nun wird inzwischen bei Reizdarm ja eine FODMAP-arme Ernährung empfohlen, unter der die Beschwerden zunächst wohl auch zurückgehen. Doch destabilisiert diese Maßnahme zugleich die ohnehin bereits instabile Keimlandschaft und erleichtert somit Problemkeimen das Überwuchern. Als darmempfindliche Hochsensible müssen wir also möglichst präzise auswählen, anstatt pauschal FODMAPs zu reduzieren.

Hinzu kommt das Beachten der persönlichen Verdauungskraft. Wenn das Essen im Dünndarm nicht ausreichend verdaut wird und die Nährstoffe nicht aufgenommen werden, so gelangen sie in größerer Menge in den Dickdarm, wo sie dann bakteriell – gärend oder faulend – abgebaut werden.

Hier helfen uns wieder die Bitterstoffe und scharfen Gewürze, denn sie bremsen den Weitertransport der Nahrung und erhöhen die Gallenausscheidung, wodurch die Nahrung besser abgebaut und resorbiert wird. Reichlich Muskat oder indische Gewürzkompositionen sowie mediterrane Kräuter leisten dies. Zudem enthalten diese Gewürze und Kräuter bakterizide Stoffe, die Problemkeime wie Hefen und Clostridien zurückdrängen. Wenig hilfreich sind allerdings die bakteriziden Wirkungen von Substanzen wie Glyphosat und anderen Herbiziden beziehungsweise Pestiziden, Antibiotika und Mitteln, die die Oberflächenspannung herabsetzen. Zu den Letztgenannten gehören auch Spülmittel,

MIKROBIOMPFLEGE – WIE GEHT DAS?

- Natürliche Nahrungsmittel in breiter Auswahl genießen – Obst und Gemüse, Kräuter, Blüten, Beeren, Hülsenfrüchte, Nüsse und Saaten, (glutenfreie) Zerealien. Tierische Produkte nur maßvoll verzehren.
- Hochverarbeitete Produkte meiden – Fertiggerichte, Fast Food, Instantprodukte, Bonbons und Süßwaren, Softdrinks.
- Regelmäßige Mikrobiomstärkung mit Fermentgetränken, rohem Essig, milchsauren Produkten.
- Kurmäßiger Einsatz von Probiotika über jeweils mehrere Wochen, insbesondere nach Antibiotikaanwendung.

Klarspüler und Saponine, die nicht nur dem Schmutz auf dem Geschirr zusetzen, sondern auch unserer Darmschleimhaut.

LEBENDE SÄUREBAKTERIEN

Da wir nicht allen Einflüssen entgehen können, hat es sich als hilfreich erwiesen, den sogenannten Milieufaktor zu nutzen. Bakterien gedeihen in Abhängigkeit vom pH-Wert unterschiedlich, sodass ein leicht saurer pH-Wert im Darm optimal ist. Dies können wir unterstützen, indem wir regelmäßig Säurebakterien zu uns nehmen, die schon im Dünn-

darm für eine leichte Ansäuerung sorgen. Ob Sie nun Kombucha und rohen Essig bevorzugen oder lieber milchsaure Produkte mögen, bleibt Ihnen überlassen. Wichtig ist, dass Sie dabei lebende Säurebakterien verspeisen. Alles Pasteurisierte, Ultrafiltrierte, Konservierte nutzt Ihnen in diesem Zusammenhang nicht, denn die damit aufgenommene Säure wird im Zwölffingerdarm neutralisiert.

MILCHSAURES

Apropos milchsaure Produkte: Vielleicht denken Sie dabei automatisch an Joghurt und ähnliche Milchprodukte, die wir bei Hochsensibilität ja gerade nicht empfehlen. Doch finden sich Milchsäurebakterien ebenso in den Alternativprodukten aus Pflanzenmilch und auch in milchsauer zubereitetem Gemüse. Wir empfehlen dafür Starterkulturen zu verwenden und hygienisch zu arbeiten, um durch eine möglichst kontrollierte Milchsäuregärung niedrige Histaminwerte und ein optimales mildsaures Ergebnis zu erhalten.

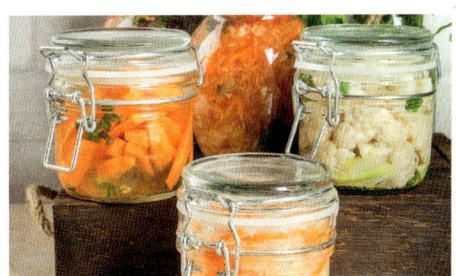

Genussvolle Darmpflege: Milchsauer zubereitetes Gemüse wie zum Beispiel das koreanische Kimchi.

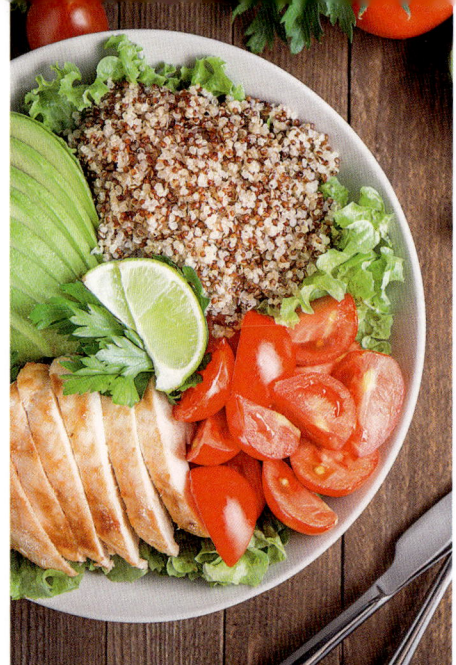

Eine klare Trennung der Aromen hilft dem hochsensiblen Gaumen beim Genießen.

KLAR ERKENNBARE AROMEN

Besonders bei hochsensiblen Kindern beobachten wir immer wieder ein Verhalten, das sich Außenstehenden kaum erschließt. Auf dem Teller werden die einzelnen Teile eines Gerichts (Komponenten) getrennt gehalten und meist auch nacheinander gegessen. Dies entspringt den spezifischen Unterschieden im Geschmackserleben von Hochsensiblen wie auch deren tiefem Bedürfnis nach Ästhetik. Wenn wir verschiedene Nahrungsmittel zusammenbringen, dann überlagern sich die Aromen teilweise, wobei neue Geschmackswahrnehmungen entstehen. Dies ist bei vielen kulinarischen Kreationen durchaus gewollt. Durch die detailreichere Wahrnehmung erleben Hochsensible dieses Zusammenspiel der Aromen jedoch anders. Die Aromen verbinden sich offenbar weit weniger zu einem Gesamteindruck als bei Normalsensiblen. Vielmehr werden die Aromen als miteinander konkurrierende Einzelaromen erlebt. Auch ein Fehlgeschmack, zum Beispiel in aufgewärmtem Essen oder in Instantprodukten, wird wesentlich deutlicher wahrgenommen. Dabei spielt auch die vorausgegangene Sensibilisierung durch die unangenehmen Folgen solcher Gerichte eine wichtige Rolle.

Geschmacksvorlieben sind keine zementierte Größe

Das Mögen eines Geschmacks ist das Ergebnis von Lernprozessen. Jedes Mal, wenn einer Geschmackserfahrung eine angenehme Körpererfahrung folgt, schmeckt uns das Gericht beim nächsten Mal besser. Umgekehrt verleidet uns jede negative Reaktion des Körpers nach einer Geschmackserfahrung den Genuss ein bisschen. Dabei muss noch nicht einmal ein ursächlicher Zusammenhang zwischen beidem bestehen. Bauchweh nach einem Pilzgericht wird dazu führen, dass man Pilze nicht mehr so mag. Dabei kann das Bauchweh durchaus stressbedingt gewesen sein. Die Esspsychologie spricht in den ausgeprägten Fällen vom Aversionslernen. Wer also oft Bauchbeschwerden hat, entwickelt zwangsläufig auch ein System von unterschwelligen Aversionen.

Die einzelnen Teile eines Gerichts getrennt zu genießen, schmälert also keineswegs den Genuss. Auch die Fülle von Geschmackseindrücken kann überstimulieren. Das Schöne kann überwältigend sein! Dabei brauchen Hochsensible das Essen oft als Erholungspause im täglichen Feuerwerk der Wahrnehmungen. Wenn wir uns elend fühlen, suchen wir ganz aktiv nach neutral schmeckendem Essen. Mit Zwieback, Grießbrei, Milchreis, Haferflocken oder Hühnersuppe versuchen wir dann, die Überlastung in den Griff zu bekommen. Ein bisschen davon steckt auch in diesem Nacheinanderessen.

Grundsätzlich genießen Hochsensible natürlich durchaus intensive Aromakompositionen, solange sie klar und in sich harmonisch sind. Ideal ist es, wenn intensive Aromen begleitet werden von Beilagen, die helfen, die Wahrnehmung durch ihren neutralen Geschmack zu beruhigen. So findet ein kräftiges indisches Curry beispielsweise in ungewürztem Basmati-Reis einen idealen Partner. Eine reichhaltige Salsa findet in einem frischen Brot ein ausbalancierendes Gegengewicht.

Das 3×5-Prinzip

Das Kochen nach dem 3×5-Prinzip ist ein Werkzeug, das Klarheit in Ihre Küche bringt und den Geschmacksnebel beendet. Das Prinzip besteht darin, sich auf drei Komponenten (Teile eines Gerichts) mit maximal je fünf Zutaten zu beschränken. Bei maximal 15 Zutaten wird jede Zutat klar erkennbar in ihrem Aroma und ihrer Qualität.

Sie werden damit schon bald gut zuordnen können, was in Ihren Mahlzeiten wirklich bekömmlich ist für Sie und was nicht. Damit hilft das 3×5-Prinzip Ihnen beim Auffinden von Unverträglichkeiten.

Durch die Beschränkung wirkt es auch der Reizüberladung entgegen. Bedenken Sie, dass Sie ja bereits mit der Reizlast aus dem Tag an den Esstisch kommen und eigentlich Ruhe brauchen, um wieder in Ihre Mitte zu kommen. Auch ein sehr genussvolles Essen kann dann eine Überlastung sein, was auf Ihre Verdauung genauso wirkt wie auf Ihr Selbsterleben. Die schlichte Klarheit der Gerichte, die mit dem 3×5-Prinzip zubereitet sind, wirkt dem entgegen. Schließlich verbessert sich so auch die Verdauung, denn ein

KOMPONENTEN

Als Komponenten werden die einzeln servierten Teile eines Gerichts verstanden. Ein klassisches Hauptgericht besteht demnach meist aus drei Komponenten: Fleisch, Gemüse und Sättigungsbeilage.

- vegetabile Komponente, z. B. Gemüse, Obst
- stärkereiche Komponente/Sättigungsbeilage, z. B. Reis, Polenta, körnig gekochte Getreide
- eiweißreiche Komponente, z. B. Tofu, Fisch, Fleisch

Zutatensammelsurium auf dem Teller wird im Bauch ein gärend faulendes Durcheinander. Die Umsetzung des 3×5-Prinzips gelingt meist nicht auf Anhieb, da wir nicht gewohnt sind, die Wechselwirkungen der Zutaten in einem Gericht auf unser Wohlbefinden zu beziehen. Im Alltag kann man dieses komplexe Zusammenwirken als Harmonie in einem Gericht wahrnehmen. Harmonisch ist ein Gericht dann für uns, wenn es einen sogenannten Flavour-Akkord beinhaltet, den wir mit guten Erfahrungen verbinden, und keine störenden Fehlgeschmäcker enthält.

Flavour-Akkorde

Was wir Geschmack oder Aroma nennen, ist in Wirklichkeit eine komplexe Wahrnehmung aus Geschmack, Mundgefühlen und Geruchsempfindungen. Das englische Wort *flavour* trifft dies weit besser als die deutschen Begriffe. Flavour-Akkorde sind ein Werkzeug, um Ihre persönliche Kochkunst zu entfalten. Ein Flavour-Akkord ist ein Dreiklang aus Basisnoten, Herznoten und Kopfnoten. Diese Begriffe sind Ihnen vielleicht vertraut aus der Parfümerie oder Aromatherapie. Die Gesetzmäßigkeiten für Düfte gelten natürlich auch für die Aromen in der Küche. Ein Flavour (Geschmack) wird dann als rund empfunden, wenn er Basis-, Herz- und Kopfnote hat. Durch die Konzentration auf diese Komponenten können Sie recht einfach unbekömmliche Zutaten mithilfe der Aroma-Orgel (**siehe Seite 58**) durch bekömmliche ersetzen.

In Bernhards Arbeit ist die Aroma-Orgel deshalb besonders für Allergiker hilfreich.

Wenn Sie künftig verstärkt saisonal und regional kochen, was wir empfehlen, dann ergibt sich eine gewisse Zufälligkeit. Sie kaufen ein, was gerade wirklich frisch ist, oder Sie gehen in die Natur und nehmen dankbar mit in die Küche, was gerade wächst.

Wenn sich dann die Frage stellt, was denn nun das Gericht abrunden könnte, hilft das Denken in Basis-, Herz- und Kopfnoten Ihnen dabei, mit der Zufälligkeit umzugehen. Es wird einige Zeit dauern, bis Sie Ihre ganz persönlichen Flavour-Akkorde entdeckt haben und dabei Ihre ganz eigene Küche kreieren, aber es ist ein Prozess, der sich lohnt und der Ihnen viele Genussmomente bescheren wird.

DREIKLANG DER DÜFTE

Basisnoten – anhaltende »dunkle« Aromen, z. B. Röst- und Schmoraromen von geröstetem Sesam, Kaffee, Wurzelgemüsen, auch Pilze, Tamari, Kakao

Herznoten – charaktergebende Aromen, z. B. Gemüsearomen von Fenchel oder Kürbis, auch krautig grüne Aromen von Blattgemüse und Gartenkräutern

Kopfnoten – duftige Aromen, z. B. von Zitrusschalen, grünem Pfeffer, Anis, mediterranen Kräutern, Labkraut, Rosenblüten

WIE VIEL WOVON?

Die eigene Ernährung anhand von Nährwert-tabellen festzulegen, ist nur im Leistungssport oder in der Forschung sinnvoll. Für den Alltag haben wir eine einfache Faustregel:
Die Hälfte des Tellers gehört den Kräutern und Gemüsen. Die andere Hälfte teilen sich kohlenhydratreiche und eiweißreiche Beila-gen. Bei starker körperlicher Beanspruchung verschieben sich die Anteile ein wenig zu-gunsten der Kohlenhydrat-Eiweiß-Seite. Auch zusätzliche Mahlzeiten können dann sinnvoll sein.

Gemüse

Gängige Empfehlungen sehen ein Drittel Gemüse in der täglichen Nahrungszufuhr als ausreichend an. In der Praxis führt diese Men-ge jedoch zu einer Unterversorgung mit Vital-stoffen, insbesondere mit sekundären Pflan-zenstoffen.

Fleisch, Fisch, Meeresfrüchte

Wir erlauben uns bewusst, wieder zur Fleisch-oder Fischbeilage zurückzukehren, eine Auf-fassung der Mengenverhältnisse, wie sie im 19. Jahrhundert noch ganz selbstverständlich war. Eine gesunde Portionsgröße für tierische Nahrungsmittel entspricht dabei dem, was man heutzutage eine größere Kinderportion nennen würde. Inwieweit Sie überhaupt tieri-sche Nahrungsmittel essen, ist Ihre persönli-che Entscheidung. Wir wollen eben nicht aufs Neue bevormunden und sind uns bewusst,

dass auch Alternativen wie Sojaprodukte mit Intoleranzen behaftet und zum Teil hochver-arbeitet sind.

Körner, Knollen, Kürbisse

Die Industrie hat uns dazu erzogen, Essen nur noch in groben Ernährungskategorien wahr-zunehmen. So isst man inzwischen »Kohlen-hydrate« und »Vitamine« anstatt Kartoffeln. Doch verkürzt dies unsere Wahrnehmung und so fallen für uns Hochsensible besonders wichtige Details aus der Betrachtung heraus. Keine Diskussion mehr über Sortenmerkmale und Frische, keine Angaben über Gehalte an Alkaloiden und biogenen Aminen oder über die Blutzuckerwirkung einzelner Kartoffelsor-ten. Doch eben diese Unterschiede entschei-den darüber, ob sich die Kohlenhydrate als wärmendes »Magenpflaster«, wie der Dichter Matthias Claudius die Kartoffel bezeichnet hat, erweisen oder eher als Pflasterstein im Bauch liegen.

Fette und Öle

Wir schließen uns den Empfehlungen an, die kalt gepresstem Olivenöl einen besonderen Wert in der Ernährung einräumen, eben weil es viel mehr ist als bloße Kalorien.
Für den Wert von Fetten und Ölen insgesamt ist es wesentlich, dass diese möglichst wenig erhitzt genossen werden. Verzehren Sie sie entweder direkt als Frucht (Oliven, Avocados) beziehungsweise als Ölsaaten oder als kalt gepresstes Öl.

DIE AROMA-ORGEL

Die folgende Tabelle ist inspiriert von den Duftkategorien der Parfümerie. Sie hilft Ihnen, Alternativen zu finden für unverträgliche oder nicht verfügbare Kräuter und Gewürze.

Anhand der Aroma-Orgel können Sie Ihre ganz eigenen Aromakompositionen zusammenstellen. Wenn Sie also beispielsweise vegetarisch leben, dann finden Sie in der Kategorie »erdig, pilzig, umami« neben der Knochenbouillon auch Würzpilze, Miso und Tamari als Alternativen mit vergleichbaren Aromen. Jeder Mensch nimmt Aromen ein wenig anders wahr und die Übergänge sind tatsächlich sehr fließend. So könnte man Sternanis ebenso gut bei »holzig« wie bei »herb bitter, aromatisch« einreihen. Wir haben die Kategorien so angeordnet, dass auch die jeweils benachbarten Kategorien ähnliche Aromen beinhalten. Dies gibt Ihnen zusätzliche Möglichkeiten, einfach einen geeigneten Ersatz für Ihre Komposition zu finden oder Bewährtes harmonisch zu ergänzen.

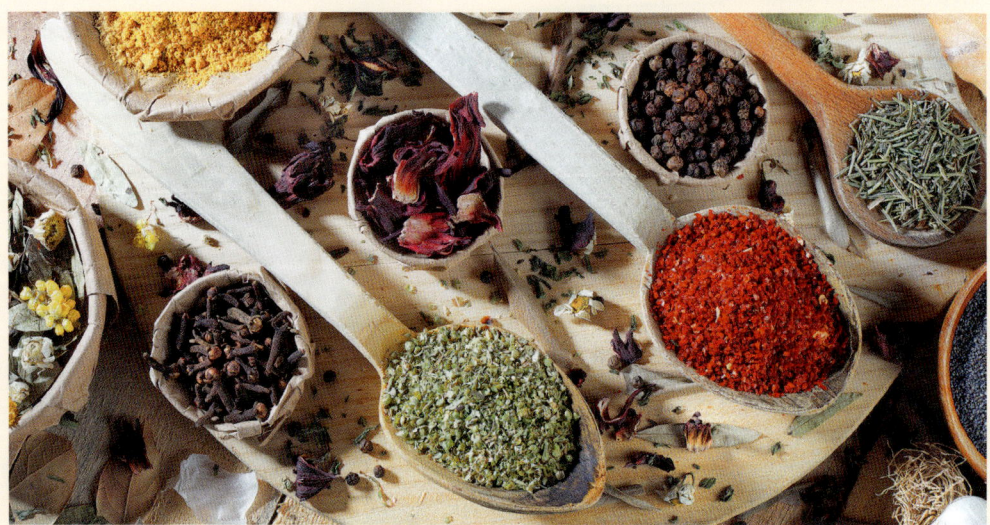

Perfektes Zusammenspiel: Komponieren Sie Ihre eigenen Gewürz- und Kräutermischungen mit einer ausgewogenen Harmonie der Aromen, die zu Ihren individuellen Kost- und Geschmacksbedürfnissen passen.

Aromakategorie	Vertreter (Auswahl)
herb scharf	Frischer Thymian, Gewürznelke, Ingwer, Kalmus
bitter scharf	Galgant, Szechuan-Pfeffer, Piment
scharf	Pfeffer, grüner Pfeffer, Langpfeffer, Chili
lauch- bis knoblauch-artig	Knoblauch, Bärlauch, Winterheckezwiebel, Schnittlauch und andere Allium-Arten, Aloe, Thulbaghia, Knoblauchsrauke
kresse- bis senfartig	Brunnenkresse, Gartenkresse, andere Kressen, Senf, Rettichkraut, Ackersenf, Rucola, Nachtkerzenwurzel, Wiesenschaumkraut, Kapuzinerkresse
moschusartig	Koriandergrün, Schwarzkümmel, Kreuzkümmel, Currykraut, Muskat, Safran, Macis (Muskatblüte), Fenchel
herb, bitter, aromatisch	Salbei, getrockneter Thymian, Oregano, Ysop, Ajowan, Beifuß, Wermut, andere Artemisien, Weinraute, Liebstöckel, Piment, getrocknetes Basilikum, Tulasi
holzig, harzig	Sternanis, Zimt, Koniferenharz, Wacholderbeeren
anis- und lakritzartig	Anis, Anisagastache, Kerbel, Süßdolde, Süßholz, Stevia, Wiesenkönigin
vanillig süß	Vanille, Tonkabohne, Kardamom, Zimt, Banane
pudrig blumig	Veilchenblüte, Lavendelblüte, Jasmin, Holunderblüte, Orangenblüte, Pflaumenblüte
herb blumig bis herb fruchtig	Salbeiblüte, Rosenblüte, Rosengeranie und andere Duftgeranien, Berberitze
zitrus	Melisse, Zitronenverbene, Zitronengras, Zitrusschale, Zitronengeranie, Quendel
minzig	Pfefferminze, andere Minzen, Koreanische Minze
herb, bitter, krautig	Löwenzahn, Gänsedistel, Klette, Artischocke
heuartig bis grasig	Waldmeister, Echtes Labkraut, Matcha, Sencha (Grüntee)
salzig, algig, aquatisch	Queller, Wakame, Nori, Kombu und andere Algen, naturbelassenes Meersalz
erdig, pilzig, umami	diverse Würzpilze, Tamari, Sojasauce, Miso, Bouillon von Knochen
fermentiert	Käse, Tempeh, (Miso)

KLEINE NOTHELFER
FÜR DIE HAUSAPOTHEKE

Als Erste Hilfe bei Verdauungsproblemen steht in unserer Küche das von Bernhard entwickelte Blutwurz Compositum. Schon sein Großvater hatte eine sensible Verdauung und er hatte immer »Durmedill«, wie die Blutwurz im Bayrischen Wald genannt wird, im Haus, um den Bauch nach einem Kostfehler zu beruhigen. Bernhards Rezept ergibt einen konzentrierten Blutwurztrunk, der Medizin und nicht für Trinkrunden gedacht ist.

BLUTWURZ
COMPOSITUM BÜHR

*20 g Zimtstangen • 10 g Sternanis • 10 g Piment-
körner • 5 Vanilleschoten • 10 Bio-Orangen •
50 g getrocknete Blutwurz • 1 l weißer Rum (40 %) •
150 g Honig*

1. Die Gewürze im Mörser zerdrücken beziehungsweise in Stücke schneiden und in ein Bügelglas füllen.
2. Die Orangen waschen und die Schalen mit einem Sparschäler dünn abschälen. Blutwurz mit den Orangenschalen und dem Rum zu den Gewürzen ins Glas geben.
3. Den Ansatz mind. 4 Wochen an einem schattigen Platz ziehen lassen. Dabei das Glas gelegentlich bewegen, damit sich der Inhalt mischt. Anschließend durch ein feines Sieb abseihen, mit Honig süßen nach Geschmack und in Flaschen abfüllen.

VERDÜNNT TRINKEN

Bei Verdauungsbeschwerden nehmen Sie 1 cl (1 halbes Schnapsglas) des Compositums mit der gleichen Menge Wasser verdünnt ein. Gegebenenfalls trinken Sie nach einer Stunde nochmals die gleiche Menge. Wenn Sie lieber etwas Vergleichbares kaufen möchten, können Sie sich nach einem Blutwurzlikör umsehen. Da bei Spirituosen keine Zutaten angegeben werden, müssen Sie sich an einer möglichst dunklen weinroten Farbe orientieren. Auch eine Blutwurz-Urtinktur können Sie ausprobieren. Eine Urtinktur ist eine flüssige homöopathische Zubereitung, die noch nicht potenziert wurde.

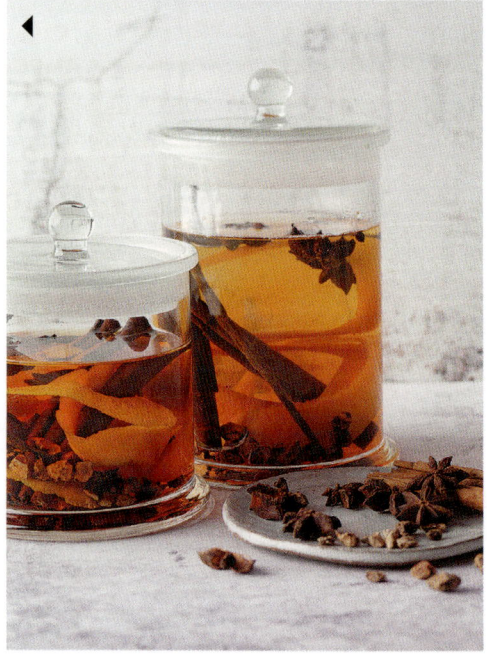

Okoubaka

Ebenfalls gut wirksam bei kleinen Kostfehlern und Histaminbelastungen sind die Wirkstoffe des Okoubaka, eines tropischen Urwald-baums, dessen Rinde Sie sich am besten als homöopathische Urtinktur (entspricht hier der ersten Potenzierungsstufe D1) über eine Apotheke besorgen.

Bei Bedarf nehmen Sie 10 Tropfen der Tinktur mit Wasser ein, gegebenenfalls mehrmals im Abstand von jeweils einer Stunde. Hinweis: Die Tinktur enthält 60 Vol.% Alkohol.

Wermut-Tee

Wermut ist neben Tausendgüldenkraut das Mittel der Wahl, wenn Stress die Verdauung aus dem Takt bringt und dabei der Gallen-fluss aussetzt. Bitter schmecken beide, woran man sich nach einiger Zeit jedoch gut ge-wöhnt. Doch während Tausendgüldenkraut als Kaltauszug über einige Stunden herge-stellt werden muss, ist ein Wermuttee in einer Viertelstunde nothilfebereit.

Aromatischer und dadurch besser trinkbar wird das Ergebnis, wenn man wie bei Grün-tee nur 60–70 Grad Celsius heißes Wasser benutzt. Bedenken wegen des Absinthins im Wermut bestehen beim Gebrauch als Tee nicht, denn Absinthin löst sich nicht in Was-ser. Hinweise: Wermut enthält Thujon und ist deshalb nicht für den Dauergebrauch geeig-net. Gegenanzeigen sind zu beachten. Süßen beeinträchtigt die Wirksamkeit und verbes-sert den Geschmack nicht.

ZUBEREITUNG

Für einen Wermut-Tee überbrühen Sie 1 TL (2 g) Wermutkraut (Herba Absinthii) mit 250 ml 60–70 Grad Celsius heißem Wasser und lassen den Tee 10 Minuten ziehen. Trin-ken Sie den Tee schluckweise und süßen Sie ihn nicht.

TEEPAUSE

Wenn Sie histaminüberfrachtet sind, dann kann ein kurzzeitiges Fasten über zwei bis drei Tage mit reichlich Kräutertee sehr entlas-tend wirken.

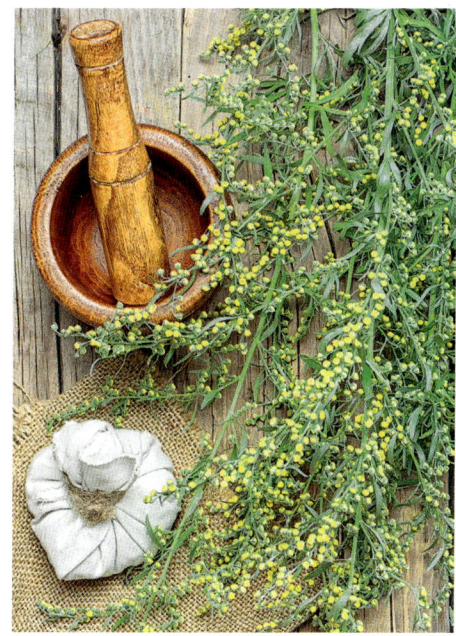

Schnell zubereiteter Stresshelfer: Ein Wermut-Tee bringt Ihre Verdauung wieder ins Gleichgewicht.

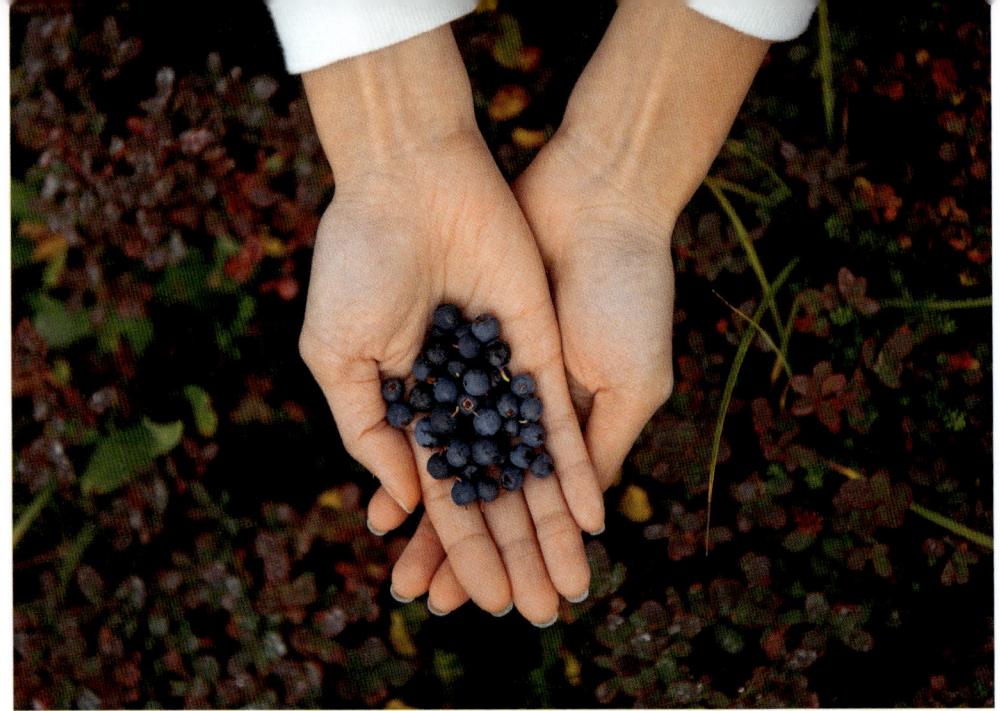

BEEREN, BLÜTEN, KRÄUTER

Als Folge der stärkeren und anhaltenderen Aktivierung in Verbindung mit dem durchweg höheren Stressniveau haben hochsensible Menschen einen erhöhten Bedarf an Vitalstoffen, insbesondere an sekundären Pflanzenstoffen. Dieser Bedarf lässt sich selbst mit einer üblichen gesunden Kost nicht decken. Wir haben Wildkräuter, Wildfrüchte und essbare Blüten für uns als Königsweg entdeckt, um dieses Verlangen nach Vitalstoffen zu befriedigen und um herauszutreten aus der kulinarischen Langeweile des üblichen Obst- und Gemüseangebots. Diese natürlichen und aromaintensiven Zutaten bescheren uns Fülle, Genuss und Wohlbefinden auf höchstem Niveau. Mit diesem Kapitel möchten wir Sie deshalb einladen, die Welt der essbaren Wildpflanzen zu entdecken.

GESUNDHEITLICHE ASPEKTE DER WILDNAHRUNG

Die Prägung der menschlichen Gene stammt großenteils aus der Zeit, in der unsere Vorfahren von Wildpflanzen und -tieren lebten. Entsprechend ist unsere biologische Ausstattung auf Vitalstoffgehalte geeicht, wie sie in Wildnahrung üblich sind. Typisch für Wildpflanzen sind zum einen durchweg höhere Gehalte an Mineralstoffen und Vitaminen. Vor allem aber beinhalten Wildpflanzen wesentlich mehr sekundäre Pflanzenstoffe.

Sekundäre Pflanzenstoffe

Als sekundäre Pflanzenstoffe wird eine große Vielfalt von Stoffen bezeichnet, die Pflanzen zur Wachstumssteuerung, zur Kommunikation und vor allem zu ihrem Schutz bilden. Farbstoffe, Duftstoffe, die geschmacksgebenden Gerb- und Bitterstoffe, ätherische Öle und anderes mehr gehören dazu. »Sekundär« heißen sie, weil man sie lange Zeit für unwichtig hielt. Deshalb gibt es zu einem Großteil dieser Substanzen auch nur recht allgemeines Wissen. Die Erkenntnisse reichen aber immerhin so weit, dass mittlerweile klar ist, dass sekundäre Pflanzenstoffe für unsere Vitalität von zentraler Bedeutung sind. Sie übernehmen in unserem Körper vergleichbare Schutzaufgaben wie in der Pflanzenzelle und sie sind auch für die Körperkommunikation bedeutsam. Zumindest einen Teil der Wissenslücken können wir durch die Pflanzenheilkunde schließen, die sich ebenfalls auf diese Substanzen stützt. Manche dieser Pflanzen werden gerade als Superfoods gefeiert. Was wir uns teelöffelweise übers Müsli streuen, hatten unsere Ahnen jedoch zum Sattessen auf dem Tisch.

Auch in unserer eigenen Kindheit wurden noch Waldheidelbeeren gesammelt und frisch verzehrt. Frühere Generationen haben weit mehr Wildsammlung betrieben, sicher auch, weil es oft nicht genug zu essen gab. Die Abkehr von der Wildnahrung spiegelt sich deutlich in steigenden Krankheitszahlen seit dem Zweiten Weltkrieg wider. Als Hochsensible mit unserem höheren Bedarf an Vitalstoffen sind wir dabei noch gefährdeter als die Durchschnittsbevölkerung.

SELBSTOPTIMIERUNG MIT NAHRUNGSERGÄNZUNGSMITTELN

Heute scheint es für manche weitaus attraktiver zu sein, ihre Vitalstoffversorgung mit Nahrungsergänzungsmitteln zu organisieren. Manche dieser Produkte haben durchaus ihren Wert, doch der übliche Dauerkonsum ist eine Sackgasse. So belegen Studien, dass mit Vitaminen und Einzelsubstanzen eine Lebensverlängerung nicht zu erreichen ist (die Lebensverlängerung ist für uns hierbei der statistisch messbare Wert für eine anhaltende Steigerung der Gesundheit und Vitalität). In den Studien zeigte sich, dass das Risiko für ernsthafte Erkrankungen bei Menschen mit Vitamineinnahme sogar erhöht ist. Zu derartigen Ergebnissen kamen unter anderen die

Physicians' Health Study der University of Washington, Seattle und die CARET Study der Harvard Medical School, Boston. Eine echte Lebensverlängerung und langfristige Vitalitätssteigerung konnte nur durch den regelmäßigen Genuss verschiedener Pflanzen wie Teestrauch oder Knoblauch gezeigt werden. Dabei war vor allem der regelmäßige direkte Verzehr der Pflanzen mit der Alltagskost wirksam, während die Einnahme von Extrakten nur sehr eingeschränkt Wirkung zeigte. So hat sich die Einnahme von Knoblauchkapseln als wirkungslos erwiesen, während frischer Knoblauch als Bestandteil der Alltagskost wirksam war. Der Grund dafür ist, dass in unserem Körper keine Einzelstoffe wirken, sondern Wirksysteme. Wie beim Knoblauch werden diese Wirksysteme aber bei der Verarbeitung geschädigt.

LUST AUF WILDNIS

Natürlich haben auch Gartenkräuter intensive eigene Aromen. Wildkräuter und -beeren erweitern diese Vielfalt aber noch einmal und bringen vermehrt herbe und bittere Geschmacksnoten mit.

Da unsere Alltagskost jedoch oft völlig entblößt ist von diesen Geschmäckern, empfinden wir sie zunächst möglicherweise als fremd oder sogar gefährlich. Wenn Sie sich auf Wildnahrung einlassen wollen, müssen Sie also in puncto Geschmack erst einmal wieder einiges dazulernen.

Geschmack lernen

Wichtig ist dabei, dass Sie mit sich selbst achtsam umgehen und sich nicht selbst übergehen. Selbstüberforderung wird Ihnen Aversionen bescheren anstelle eines persönlichen Zugangs. Zunächst probieren Sie kleine Mengen und integrieren ins Essen ein paar wenige Kräuter, die Ihnen zusagen. Diese ersten Schritte mit erfahrener Anleitung zu machen, hilft sehr. Denn gerade die ersten Erfahrungen sollten gute Erfahrungen sein. Wenn sie schiefgehen, gibt es sonst oft kein zweites Mal. Wenn Sie dann einige Erfahrung mit den folgenden Einsteigermodellen gesammelt haben, wird sich nach und nach eine Lust auf mehr Wildnis im Essen einstellen.

Wir müssen uns also ins Gebüsch schlagen, durch die Natur pirschen und uns Stück für Stück die Wildnis zurückerobern.

Einsteigermodelle

Ein erprobter Weg für Beginner ist es, wilde Salatkräuter mit Blattsalaten zu mischen. Dabei können Sie auch Gartenkräuter, Blüten und Wildkräuter kombinieren. Anfänglich reicht es, eine Handvoll wilde Salatkräuter an die Salate zu geben. Ein reichhaltigeres Dressing, zum Beispiel ein Senfdressing oder ein French Dressing (**siehe Seite 132**), kann die

Komposition abrunden und verbindet das Neue mit einem vertrauten Geschmack. So werden Sie diese intensiveren Aromen bald mögen und immer mehr Lust darauf bekommen. Nach und nach können Sie dann den Kräuteranteil nach Belieben ausweiten und weitere Wildkräuter in Ihre persönliche Kost integrieren. Da viele Wildkräuter nur saisonal verfügbar sind, ist es gut, sich ein größeres Repertoire zu erschließen.

GEMÜSE SCHRITTWEISE ERSETZEN

Auch bei warmen Gerichten funktioniert dieses Prinzip. Geben Sie zunächst regelmäßig großzügig frische fein geschnittene Kräuter an die Gerichte. Nach einiger Zeit wird sich ein angenehmes Verlangen nach Kräutern im Essen einstellen. Dann werden Sie sich auch mit Wildgemüsegerichten anfreunden oder Sie ersetzen in Ihren gewohnten Gerichten Gemüse nach und nach durch Kräuter. Im Gegensatz zu Kulturpflanzen werden bei Wildkräutern und Bäumen die Triebe relativ schnell hart und faserig. Deshalb werden bei diesen nur die jungen Triebspitzen und Blätter verwendet. Sie bieten neben der besten Bioverfügbarkeit auch den größten Genuss.

DIE RICHTIGE MENGE

Bei Wildbeeren ist es wichtig, reife Früchte zu verarbeiten, da unreife Früchte wenig schmackhaft sind und oft auch unbekömmlich, so zum Beispiel bei Holunder. Beginnen Sie stets mit kleinen Anfangsmengen und erkunden Sie dann die für Sie stimmige Menge. Für dieses Finden der richtigen Menge und der bevorzugten Kräuter und Früchte müssen Sie sich selbst ausreichend Raum geben. Denn erst wer sich Erfahrungen zumutet, kann auch erleben, was überhaupt möglich ist. Erst in diesem Öffnen kann sich auch das Bedürfnis nach kraftvoller Nahrung einstellen. Wenn Sie jedoch nie das Gefühl des Genährtseins nach einem Wildgemüsegericht gespürt haben, werden Sie es auch nicht vermissen. Oder Sie werden zumindest nicht benennen können, was Sie vermissen, und können diesen Mangel damit auch nicht ausgleichen.

WILDKRÄUTER FÜR EINSTEIGER

- **Mild krautig:** Brennnessel (gegart), junger Giersch, Vogelmiere, Feldsalat, Knopfkraut, Lindenblätter, Malvenblätter
- **Leicht bitter:** Löwenzahn, junges Scharbockskraut, Schafgarbe
- **Leicht herb:** Spitzwegerich, Johanniskraut, Wiesenknopf, Ahorn, Birke, Buche
- **Bitter-aromatisch:** Quendel, Dost, wilder Fenchel, Wasserminze
- **Kressig-scharf:** Meerrettichblätter, Wilde Rauke, Hungerblümchen, Brunnenkresse
- **Lauchartig:** Bärlauch, Knoblauchsrauke, Weinbergslauch

EIN PERSÖNLICHER WEG – EVAS SALATPAUSE

»Eine häufige Szene in der gemeinsamen Mittagspause mit Kolleginnen: Viele bringen sich einen Salat mit, oft ist das grüner Salat mit ein paar Tomaten- und Gurkenstücken, vielleicht noch garniert mit ein paar Kräutern und mit Käse, dazu irgendein Brot. Mit so einem Mittagessen befinden Sie sich in Frauenkreisen mitten im Zeitgeist: gesund, frisch, vitaminreich, kalorienarm. Inzwischen habe ich jedoch gelernt, wie wenig Vitalstoffe in so einem Salat tatsächlich enthalten sind, und habe – angeregt durch Bernhard – den Anteil an Garten- und Wildkräutern in meinen Salaten substanziell erhöht. Ich staune, was sich alles als Salat essen lässt: Malvenblätter und -blüten, Löwenzahn, Giersch, Kapuzinerkresse … Wenn ich einen Salat aus solchen Pflanzen gegessen habe, fühle ich mich befriedigt und wohlgenährt. Am Anfang waren diese herb-intensiven Aromen, besonders die Bitterstoffe, ganz schön gewöhnungsbedürftig. Inzwischen finde ich die meisten Beilagensalate in Restaurants zwar noch knackig (wenn's gut geht), aber nach dem ersten Reinbeißen nur noch wässrig und irgendwie inhaltsleer. Kopfsalat und Eisbergsalat kommen bei uns zu Hause gar nicht mehr auf den Tisch, Rucola, Feldsalat und Winterportulak schätzen wir dagegen immer noch.«

Fuchsbandwurm und Hygiene

Über Jahre hinweg wurde hierzulande die Angst vor dem Fuchsbandwurm geschürt. Die Motivation dahinter bleibt unklar, denn die Fuchsbandwurmerkrankung ist mit durchschnittlich 17 Fällen pro Jahr (Stand 2015) in Deutschland bei über 82 Millionen Einwohnern denkbar selten. Mehr noch, es gibt bislang keinen Fall, in dem ein Zusammenhang mit Wildsammlung nachgewiesen wurde. Vielmehr erkranken vor allem Hunde- und Katzenbesitzer sowie Personen aus der Landwirtschaft. Bei Temperaturen ab 60 Grad Celsius werden die Erreger zudem abgetötet, sodass das Risiko zu erkranken verschwindend gering ist, während das Zuwenig an Vitalstoffen in unserer Kost praktisch jeden betrifft. Dennoch bleibt Hygiene bei der Wildsammlung natürlich ein Muss. Hygiene beginnt hier mit der Auswahl unbelasteter Sammelorte, setzt sich im richtigen Sammeln fort und endet mit der umgehenden Aufbereitung in der Küche. Wer Pilze aus dem Straßengraben isst, belastet sich massiv mit Schwermetallen und anderen Umweltgiften. Kräuter, die in Plastiktüten schwitzen, verursachen ebenso Histaminreaktionen wie andere bereits leicht gärende Nahrungsmittel. Und wer ohne Vorbereitung und Vorkenntnisse einfach drauflossammelt, riskiert schwere Vergiftungen durch Verwechslungen. So gibt es beispielsweise immer wieder Vergiftungsfälle, weil Maiglöckchenblätter für den sehr ähnlich aussehenden Bärlauch gehalten werden.

Geben und nehmen

Grundsätzlich darf jeder »wild lebende Blumen, Gräser, Farne, Moose, Flechten, Früchte, Pilze, Tee- und Heilkräuter sowie Zweige wild lebender Pflanzen aus der Natur an Stellen, die keinem Betretungsverbot unterliegen, in geringen Mengen für den persönlichen Bedarf pfleglich entnehmen und sich aneignen.« (§39,3 NatSchG)

An dieser Stelle möchten wir Ihnen aber ein persönliches Anliegen mitgeben: Gehen Sie achtsam und fürsorglich mit Wildpflanzen und -tieren um! Wir leben in einem gemeinsamen Kosmos und wir leben von den Pflanzen. Umgekehrt sollten wir nach Kräften dafür sorgen, dass die Pflanzen gedeihen können und somit auch durch uns leben. Aus diesem Grundverständnis heraus möchten wir Sie zu Achtsamkeit und Fürsorge einladen. Konkret: Behandeln Sie Sammelflächen und Pflanzenbestände schonend und nehmen Sie selbst Flächen in Pflege, sodass dort Wildsammlung möglich wird. Handeln Sie dabei nach dem Prinzip »Schütze, was du nutzen willst!«.

WAS WILDPFLANZEN UNS LEHREN

Wildpflanzen haben erstaunliche Fähigkeiten. Mit ihnen in Resonanz zu gehen, regt unsere eigenen Entfaltungskräfte an. Man kann sich dabei von Vordenkern wie Rudolf Steiner inspirieren lassen oder direkt und sinnlich mit den Wildpflanzen in Kontakt gehen. Wer Wildsammlung in sein Leben mit einbezieht, für den ergeben sich diese Momente der Resonanz ganz spontan beim Sammeln, Kochen oder beim Essen. Mit den Wildpflanzen bauen wir wieder einen unmittelbaren Bezug zu unserem Essen auf. Damit löst sich allmählich die Unausweichlichkeit auf, dass wir als Menschen mit unserem Essen zwangsläufig andere Lebensformen schädigen und keine Kostform uns aus diesem Tun befreien kann.

Über die sinnlich-spirituelle Auseinandersetzung treten wir aus der Entwurzelung und Entmündigung heraus und treten wieder ein in ein ganzheitliches Miteinander-und-voneinander-Bewusstsein. Wir leben nicht konkurrierend miteinander, sondern wir nähren uns gegenseitig. Gute Nahrung ist stets auch spirituell nährend.

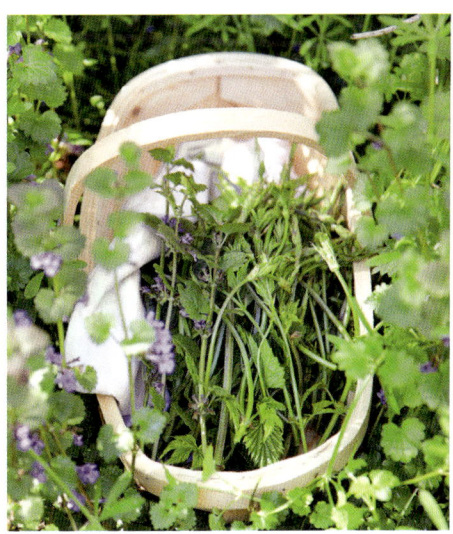

Pralle Vitalkraft – selbst gesammelte Wildkräuter versorgen unseren Körper und unsere Seele.

EINFACH DUFTE – BLÜTEN IN DER KÜCHE

Wer sich zum ersten Mal Blüten als Zutat im Essen nähert, erwartet vielleicht vor allem duftige Honignoten. Doch weit gefehlt. Die Nektarsüße tritt bei vielen Blüten zurück hinter einem mild herben oder bitter aromatischen Geschmack, über dem die duftigen Blütenaromen gleichsam schweben. In Brunnenkresse und Schaumkraut beispielsweise ist das Kresseartige der jeweiligen Pflanzen kombiniert mit blumigen Noten und einer nur angedeuteten Süße.

Blüten sind eine kulinarische Bereicherung ohnegleichen und sie bringen dabei auch noch höchst angenehme Nebenwirkungen mit sich. In der Pflanzenheilkunde finden Sie einschlägige Informationen, welche Blüten Ihnen bei welchen Beschwerden helfen.

In der Küche können Blüten sowohl in süßen als auch pikanten Gerichten verwendet werden. Für den Einstieg bieten sie sich als frische Beigabe zu Salaten, Suppen oder Müsli sowie zum Aromatisieren von süßen Speisen an. Von da aus können Sie in viele Richtungen kreativ werden mit Mehlspeisen, Gebäck, Gemüsegerichten, gefüllten Blüten oder Pickles von Knospen – die kulinarischen Möglichkeiten füllen ganze Kochbücher.

Blüten aus dem Garten

Aber nicht alle Blüten sind essbar und manche schmecken auch unangenehm. Das trifft leider besonders auf moderne Züchtungen für den Garten zu. Bei giftigen Pflanzen sind in den Blüten zwar weitaus weniger dieser Abwehrstoffe konzentriert als in anderen Pflanzenteilen, sodass manche Blüten durchaus nutzbar sind. Dennoch ist hier Detailwissen unerlässlich. Um den Einstieg in das Thema zu erleichtern, konzentrieren wir uns deshalb in diesem Buch auf Pflanzen, die insgesamt essbar sind, sodass sich die Frage nach der Giftigkeit nicht stellt.

Blüten sind generell bekömmlicher als der Rest der Pflanzen. So kann es sein, dass Sie einige Lauchblüten auf dem Gemüse durchaus tolerieren, auch wenn Sie auf Zwiebeln mit Blähungen reagieren würden. Wer allerdings gegen die Pflanze eine Intoleranz oder Nahrungsmittelallergie hat, wird auch auf die Blüten reagieren. Bei einer Pollenallergie kann sich durch den regelmäßigen Genuss der jeweiligen Blüten sogar eine gewisse Desensibilisierung einstellen. Eine fachkundige Begleitung ist hier unbedingt angeraten.

Von der Scheu, die Schönheit aufzuessen

Blüten sind einer der Wege, über die Pflanzen kommunizieren. Wochenlang werden Knospen ausgebildet, um sich dann auf die Stunde genau zu entfalten und ihren Duft zu verströmen. Zwar sind diese duftenden Botschaften für Tiere bestimmt, doch auch wir lieben sie in ihrer zarten verletzlichen Schönheit. Kann man das einfach aufessen? Ja, man kann, denn die meisten Pflanzen verwöhnen uns mit einer Überfülle, in der längst nicht jede Blüte zur Frucht werden soll. So fehlt beispielsweise an einer blühenden Linde selbst ein Korb voll Blüten nicht.

Essbar oder nicht essbar

Um sich Ihr persönliches Repertoire an essbaren Blüten zu schaffen, empfehlen wir Ihnen, sich ein wenig botanisches Wissen anzueigen. Eine solide und schnelle Einschätzung von Essbarkeit und Bekömmlichkeit ist über die Zuordnung der Pflanzen zu Pflanzengattungen möglich. Denn die Vertreter einer Gattung haben stets auch ähnliche Merkmale. Das gilt auch für die Bildung problematischer Inhaltsstoffe und deren Verteilung in den Pflanzenteilen.

Bei ersten Kostproben werden Sie rasch herausfinden, welche der essbaren Pflanzen Ihnen wirklich bekommen. Ausgehend davon machen Sie sich mit der jeweiligen Pflanzengattung vertraut. Mit diesem Wissen ist es dann nicht mehr erforderlich, eine neu gefundene Art exakt zu bestimmen, um eine Einschätzung vornehmen zu können. Die Einordnung anhand der typischen Gattungsmerkmale reicht aus. So bilden beispielsweise Veilchen (Viola) generell keine Giftstoffe, Blatt und Blüte sind grundsätzlich essbar.

Sie müssen also nicht mehr präzise wissen, ob Sie nun ein Hainveilchen, Hundsveilchen oder Duftveilchen (drei ähnlich aussehende Arten) gefunden haben. Auch ist sofort klar, dass die Gartenveilchen ebenfalls essbar

sind. Und selbst das etwas anders aussehende Stiefmütterchen (Viola tricolor) erkennen Sie als zugehörig. Umgekehrt können Sie dann aber auch mit einem Blick aufs Etikett erkennen, dass ein Veilchenstrauch (Iochroma) ein Nachtschattengewächs ist und keinesfalls in den Salat darf.

BLÜTEN KAUFEN

Wenn Sie sich nicht fürs Anbauen oder Sammeln begeistern können, finden Sie in den Frischeabteilungen größerer Märkte, vereinzelt auch direkt bei Gärtnereien ein bescheidenes Angebot an essbaren Blüten. Blumen aus dem Floristikhandel sind allgemein mit Pestiziden belastet und für die Küche nicht zu gebrauchen. Achten Sie also darauf, Blüten für Speisezwecke zu kaufen.

PFLANZENNAMEN

Deutsche Pflanzennamen sind teilweise irreführend! So kann Teufelskralle die heimische Teufelskralle (Phyteuma) bezeichnen, aber auch eine afrikanische Heilpflanze (Harpagophytum). Nur die lateinischen Namen sind eindeutig. Dabei verweist der erste Namensteil auf die Gattung (siehe Viola), der zweite Namensteil bezeichnet die einzelne Art. Ein »x« zwischen den Namensteilen verweist auf eine Kreuzung mit anderen Arten.

PFLANZENGATTUNGEN MIT ESSBAREN BLÜTEN

Als Einstiegshilfe für den Umgang mit Blüten in der Küche haben wir Ihnen hier eine Auswahl von Pflanzengattungen mit essbaren Blüten zusammengestellt.

Heimische Wildpflanzen: Ahorn (Acer), Lauch (Allium), Eibisch (Althaea), Borretsch (Borago), Glockenblume (Campanula), Mädesüß (Filipendula), Labkraut (Galium), Habichtskraut (Hieracium), Johanniskraut (Hypericum), Taubnessel (Lamium), Malve (Malva), Minze (Mentha; außer Poleiminze), Nachtkerze (Oenothera), Salbei (Salvia), Leimkraut (Silene), Beinwell (Symphytum), Löwenzahn (Taraxacum), Linde (Tilia), Thymian (Thymus), Königskerze (Verbascum), Wicke (Vicia), Veilchen (Viola); alle Kreuzblütler (Cruciferae) und Rosengewächse (Rosaceae).

Gartenpflanzen: Zierlauch (Allium), Stockrose (Althaea), Gartenkürbis (Cucurbita), Quitte (Cydonia), Dahlie (Dahlia), Duftgeranie (Geranium), Sonnenblume (Helianthus), Taglilie (Hemerocallis), Hibiskus (Hibiscus), Funkie (Hosta), Lavendel (Lavandula), Zitronenverbene (Lippia), Gilbweiderich (Lysimachia), Magnolie (Magnolia), Monarde (Monarda), Basilikum (Ocimum), Petunie (Petunia), Gartenbohne (Phaseolus), Phlox (Phlox), Kapuzinerkresse (Tropaeolum), Zimmerknoblauch (Tulbaghia); Obstbaumblüten (Rosaceae, enthalten teils Blausäureglykoside)

Den Sommer bewahren

Die Zeit der Blütenfülle währt nur kurz. Schon ab August blühen zunehmend weniger Arten, sodass es sich anbietet, einen Vorrat für die blütenarme Zeit zu schaffen. Frische Blüten können in Vorratsbehältern nur zwei bis drei Tage im Kühlschrank aufbewahrt werden. Für eine längere Aufbewahrung können Sie Blüten trocknen, kandieren oder sie mit Honig, Zucker, Salz, Alkohol, Essig oder Öl ansetzen. Wenn Sie Sorbets, Marmeladen, Aufstriche oder Pestos damit zubereiten, haben Sie immer schnell einen kleinen Genuss zur Hand. Die Zubereitung von Blütenzucker oder -salz ist natürlich ebenfalls möglich, doch sind die Blüten darin eher zierende Beigabe.

Rosen in der Küche

Hier wollen wir vor allem eine Blüte vorstellen, weil sie Hochsensiblen quasi aus dem Herzen spricht. Und weil sie dabei die Vorzüge von Genuss, Ästhetik und Gesundheit in besonderer Weise vereint: die Gartenrose. Wir lieben ihren Duft, wir genießen sie im Garten und schätzen ihre wunderbar harmonisierende Wirkung. Vor allem aber lieben wir den Geschmack – etwa mit Erdbeeren als Sorbet (siehe Seite 139), als Salatbeigabe, im Ras el Hanout (nordafrikanische Gewürzmischung für pikante Gerichte), im Fruchtsalat, in Cremes, im Marzipan und nicht zuletzt als Tee. Grundsätzlich gelten alle Rosen als essbar. Ein Genuss sind aber längst nicht alle.

Moderne Rosen duften oft nur schwach und schmecken gelegentlich bitter-seifig. Das erinnert an Reinigungsmittel. Die besten Ergebnisse in der Küche haben wir mit historischen Rosensorten erzielt. Insbesondere Sorten aus der Gruppe der Gallica-Rosen und der Damaszener-Rosen zeichnen sich durch einen wunderbar herb duftigen Geschmack aus, der sich auch beim Trocknen gut hält und sowohl mit süßen wie pikanten Gerichten harmoniert. Diese Rosen haben noch die rustikalen Rosettenblüten und den orientalischen Rosenduft aus 1001 Nacht. Unter den Gallica-Rosen haben wir die Apothekerrose, die Konditorrose, Tuscany und Charles de Mills in bester Erinnerung behalten. Unter den Damaszener-Rosen haben wir mit Jaques Quartier, Isfahan und Trigintipetala Erfahrungen gesammelt. Unser Favorit jedoch ist seit einigen Jahren die Rose de Resht!

DIE ROSE DE RESHT

Die Rose de Resht (auch Rose de Rescht) ist auch innerhalb der Damaszener Rosen außergewöhnlich. Schon ihre Herkunft lässt sich nicht wirklich ergründen, was dazu führt, dass sie teilweise auch zu den Portland-Rosen gezählt wird. Das sollten Sie wissen, denn diese Rose finden Sie nur im Angebot von Rosenschulen, die alte Rosensorten führen. Wenn Sie sich dem Thema gerade erst annähern, ist sie die Rose der Wahl. Sie ist einfach zu kultivieren, entwickelt sich zu einem hüfthohen kompakten Strauch, ist wenig krank-

heitsanfällig, sehr frosthart und gedeiht auch im Halbschatten oder als niedrige Hecke problemlos. Auch nach der Hauptblüte im Juni erfreut sie mit einzelnen leuchtend karmesinroten Pompons auf kurzen Stielen. Und sie ist einfach eine der besten Sorten für die Küche. Wenn Sie schon in Pflanzlaune sind, dann empfehlen wir Ihnen, zwei bis drei Stück aus wurzelechter Vermehrung zu kaufen. Seien Sie darauf gefasst, dass dieser Busch Sie viele Jahre begleiten wird, vielleicht eine Liebe fürs Leben wird. Die beste Pflanzzeit für Rosen ist übrigens das zeitige Frühjahr.

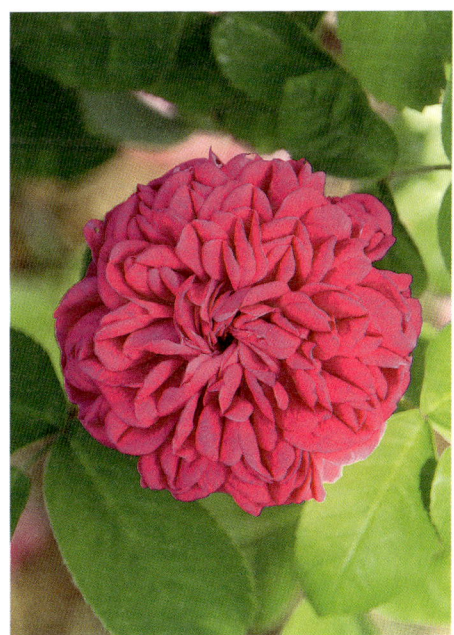

Die Rose de Resht betört mit ihren dicht gefüllten Pomponblüten und ihrem intensiven Duft.

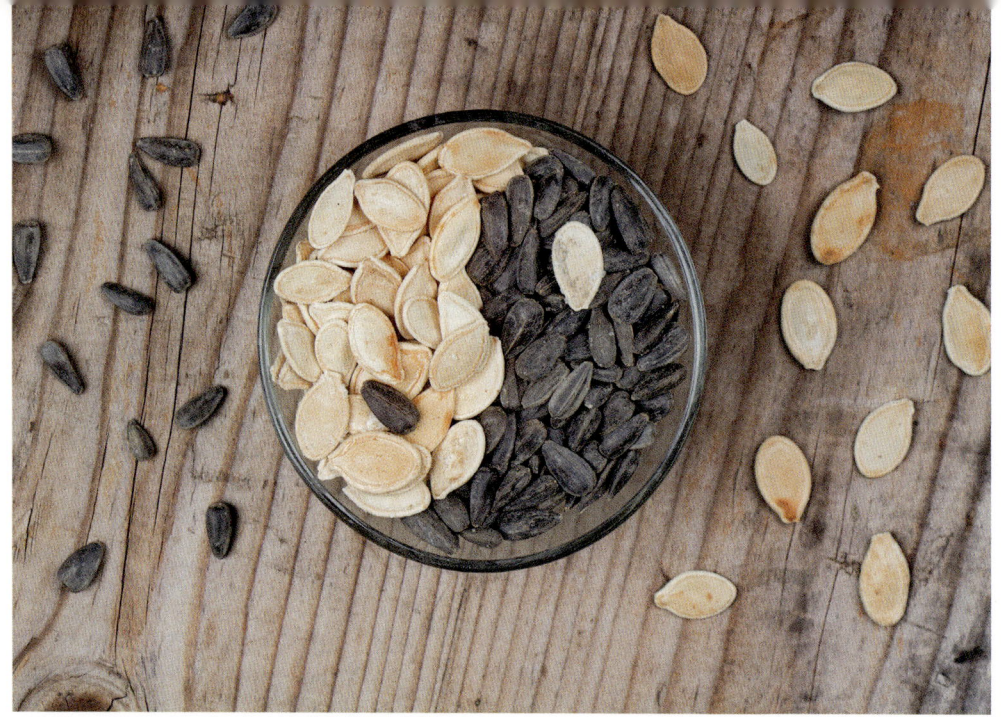

ENDLICH ANKOMMEN MIT DEM ESSEN

Vielleicht sind Sie ein wenig überrascht, in einem Ernährungsratgeber so ausführlich über die psychischen Aspekte des Essens zu lesen. Unser Blick darauf ist folgender: So wenig wie ein Computer ohne Software funktioniert, so wenig ist die Betrachtung unseres Körpers ohne die Psyche vollständig. Und ebenso wenig gelingt eine Ernährung, ohne die Seelenseite einzubeziehen. Unser Befinden beeinflusst unser Essen und umgekehrt. Dabei gehen die Zusammenhänge weit über die neuroendokrinen Wirkungen von Nahrungsmitteln oder einen Hunger nach Schokolade hinaus. Die Erfahrungen mit dem Essen wirken bis in unsere Selbstkonzepte hinein. Ein tieferes Eintauchen eröffnet uns also auch Wege zur Heilung elementarster seelischer Grundstrukturen.

DER BAUCH UND DIE ERDUNG

Hochsensible Menschen haben häufig zu wenig Erdung – so äußerte sich der Mitorganisator des Schweizer HSP-Kongresses Martin Bertsch 2018 in einem Interview. Ein Eindruck, den wir durchaus teilen. Wir möchten diese Wahrnehmung sogar noch einen Schritt weiterführen:

Kennen Sie das Gefühl, dass sich der Bauch dick und ein wenig aufgetrieben anfühlt, sich vorwölbt in einer leicht gummiartigen Anspannung, ohne dass man wirklich gebläht wäre? Um dem Druck im Bauch auszuweichen, hebt man unwillkürlich den Brustkorb in einer leichten Einatmung an und hält den Atem fest, so als hätte man sich eben ein wenig erschreckt. Einen Homöopathen lässt das dazugehörige Beschwerdebild an Colocynthis denken, ein Kürbisgewächs, das auch bei Normalsensiblen eine erhöhte Erregbarkeit im Nervensystem verursacht. In solch einem Zustand zieht man sich mit leicht angehobenem Brustkorb und verflachter Atmung aus dem Spüren im Bauch zurück, ein Effekt, der zu einem anhaltenden Anspannungsmuster werden kann. Man lebt dann nicht mehr aus dem Bauch – der Mitte – heraus, sondern aus den oberen Körperteilen, und schwups haben wir eben diesen Verlust an Erdung, der so typisch zu sein scheint für Hochsensible.

Und an diese Grundhaltung heften sich dann schnell weitere Selbstkonzepte an wie das Sich-unerwünscht-Fühlen, das Sich-ungenügend-Fühlen, Sich-ungenährt-Fühlen und so weiter. Wenn Sie die Zusammenhänge zwischen Anspannungsmustern und Selbstkonzepten näher kennenlernen möchten, können wir Ihnen die Körpertypenlehre der Bioenergetik nach Alexander Lowen (amerikanischer Arzt und Psychotherapeut) empfehlen.

Das hier beschriebene Bild entspricht dabei dem schizoiden Typ. »Schizoid« bedeutet »abspaltend«. Im Vermeiden des Fühlens des Bauchs vermeidet man unweigerlich auch seine Körpermitte, die Bauchgefühle, misstraut seiner Intuition. Man beginnt seiner eigenen Wahrnehmung zu misstrauen. Und dann kann auch uns Hochsensiblen unsere reiche Wahrnehmung und Intuition nicht mehr helfen, sondern führt zu inneren Widersprüchen. Die Strategien, die Hochsensible mit ihrem Essen aus dieser Grundkonstellation heraus einschlagen, weisen in zwei Richtungen.

Die duldsame Strategie

Die duldsame Strategie besteht darin, sich von seinen Bauchgefühlen konsequent abzuwenden. Brav schluckend oder auch mit einer Alles-Quatsch-Haltung werden die eigenen Impulse übergangen und der Mangel an innerer Führung wird ausgeglichen, indem im Außen eine Ersatzorientierung gesucht wird. Das kann der Kollegenkreis auf der Baustelle sein. Das kann die Familie sein. Eine solche Ersatzorientierung bieten natürlich auch diverse Ernährungsmodelle, denen man widerspruchslos folgen kann. Verstärkend kommt hinzu, dass wir ja alle angenommen werden möchten und Menschen, die das Gleiche essen, sich auch sympathischer finden. Dafür wird dann auch eine schlechte gesundheitliche Verfassung in Kauf genommen. Ein Zusammenhang der Gesundheitsprobleme mit dem Essen wird als abwegig angesehen beziehungsweise die Art der Ernährung als alternativlos betrachtet.

Die kapriziöse Strategie

Die kapriziöse Strategie geht den gegenteiligen Weg. Da wird fein differenziert, ob die Melone auch wirklich richtig duftet oder doch schon zu reif ist und das Hühnchen bitte nicht so trocken, aber ganz durch ist.

Im Bemühen, sich mit den schwankenden Bauchempfindungen zu arrangieren, entwickelt sich ein wucherndes Geflecht von Empfindlichkeiten. Im gleichzeitigen Bemühen, es den Normalsensiblen gleichzutun, kommt es dann unvermeidlich zu ständiger Überstimulation und natürlich zu neuerlichen Beschwerden aller Art und es werden immer neue Regeln entwickelt, um damit zurechtzukommen. Dazu mischen sich emotionale Verletzungen und Glaubenssätze. Und es entsteht eine unbewusste Strategie, die Mitmenschen um seine Empfindlichkeiten herum zu organisieren. Zwangsläufig hält man sich dabei auch selbst fest in diesem Netz aus Glaubenssätzen und Regeln und hindert sich so daran, aus dem Leiden herauszutreten. Und man vertreibt dabei immer wieder liebenswerte Menschen aus seinem Leben.

Das Märchen »Tischlein deck dich« bietet uns ein stimmiges Bild dafür. Die Ziege entspricht der Verdauung und der Überstimulation – und so kapriziert sie sich auf der Weide: »Ich bin so satt, ich mag kein Blatt: Mäh! Mäh!« Und abends im Stall: »Wovon sollt ich satt sein? Ich sprang nur über Gräbelein und fand kein einzig Blättelein: Mäh! Mäh!«

In der Folge vertreibt der Schneider seine Kinder, Sinnbild für sein Wertvollstes. Eine glückliche Wendung nimmt das Märchen, nachdem der Schneider die Ziege durchschaut hat und seine Kinder zurückkehren mit ihren Gaben: dem Tischlein-deck-dich, dem Esel-streck-dich und dem Knüppel-aus-dem-Sack … also mit einem Sich-selbst-nähren-Können, einer Haltung des inneren Reichtums und gesunder Abgrenzungskraft. Und wie gelingt uns dies?

ALS FEINSCHMECKER GEBOREN …

Hochsensible haben ein natürlich ausgeprägtes Mögen und Nichtmögen von Nahrungsmitteln. Die normalsensible Umgebung lässt uns jedoch spüren, dass das kapriziös wirkt und wir nicht so sein sollten. Auch dass das tolle Essen von gestern heute nur noch widerwillig gegessen wird, können Normalsensible oft nicht nachvollziehen. Die Umwelt sieht in unseren ganz natürlichen Mögen-Nichtmögen-Mustern also meist nur eine Launenhaftigkeit und vermittelt uns ein Nichtrichtig-Sein. Tatsächlich brauchen wir Hochsensible aber Nahrung mit hoher Qualität und Stimmigkeit. Damit sind wir die geborenen Feinschmecker. Wissenschaftlich korrekt ausgedrückt sind Menschen sogenannte Substratselektierer.

... zu Allesfressern erzogen

Doch leider sind nur wenige von uns zu einem bewussten Umgang mit ihrer fein nuancierten Wahrnehmung bei Tisch angeleitet worden. Zumeist wurden und werden wir zu Allesfressern erzogen. Wo Essen nur als Sattmacher oder Kalorienspender aufgefasst und die Qualität hintangestellt wird, wird bewusstes Auswählen aber zum Rosinenpicken. Egal ob wir uns nun um unsere Verdauung herum kaprizieren wie die Ziege im Märchen »Tischlein deck dich« und so unser Bestes aus unserem Leben vertreiben oder uns zum Kalorienentsorger machen, der alles schluckt, was ihm vorgesetzt wird, erst im grundsätzlichen Annehmen der eigenen Wahrnehmung geschieht die Wende zum Besseren.

Jedes Heilwerden beginnt mit einem bewussten Ja zum Bauch.

Solange wir keine klare Selbstwahrnehmung haben und diese ebenso klar mitteilen können, können wir auch nicht erwarten, dass andere Menschen uns verstehen.

Im erwähnten Märchen »Tischlein deck dich« gibt es dafür Zaubersprüche. Im wahren Leben gelingt uns dies, indem wir uns mit selbstbewussten und klaren Botschaften verständlich machen. Freilich müssen wir uns dazu zuerst selbst verstehen. Hilfreich kann es sein, wenn Sie dafür eine Zeit lang mit den Fragen unserer kleinen Selbstreflexion (siehe Kasten) arbeiten. Sie werden Ihnen helfen, sich klarer darüber zu werden, woher Ihre inneren Botschaften kommen.

KLEINE SELBSTREFLEXION IM ALLTAG:

- Was brauche ich gerade wirklich? Was würde mir guttun?
- Wie reagiert mein Bauch auf die Vorstellung eines Essens? Entspannt oder angespannt?
- Treiben mich im Moment Appetit oder Gelüste und Genussbedürfnisse an?
- Will ich stimuliert werden oder etwas vermeiden?
- Welche Erinnerungen und Verletzungen schwingen beim Essen mit?
- Wie wirkt die Umgebung gerade auf mich und mein Essverhalten?
- Lasse ich mich von anderen gerade einspannen oder manipulieren? Oder organisiere ich andere um mich herum?

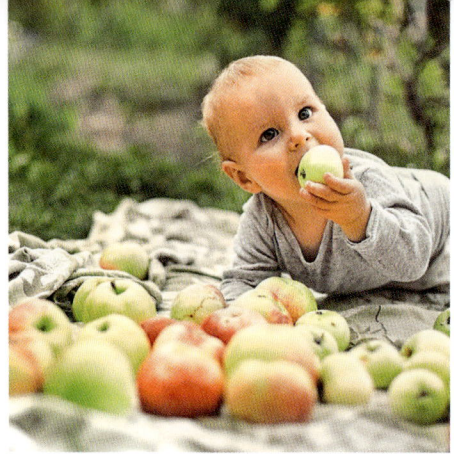

Vorsichtig kosten: Positive Erlebnisse mit einem Nahrungsmittel prägen unseren Geschmack.

GESCHMACKSLERNEN

Während wir uns bei hochverarbeiteten Nahrungsmitteln und Design Food mit unserem Verstand schützen müssen, können wir uns bei natürlichen Nahrungsmitteln für das Geschmackslernen von unserer Wahrnehmung führen lassen. Unsere geschmacklichen Vorlieben sind nicht so festgelegt, wie das oft scheinen mag. Sie sind die Summe unserer Lernerfahrungen mit Nahrungsmitteln. Angeborene Vorlieben sind nur der Ausgangspunkt für unsere späteren Erfahrungen. Sind die Erfahrungen gut, so mögen wir das entsprechende Nahrungsmittel mehr und mehr. Verknüpfen wir schlechte Erfahrungen mit einem Produkt, schmeckt es uns beim nächsten Mal weniger. Solange wir lernfähig sind, entwickelt sich auch unser Geschmacksempfinden weiter. Tatsächlich können sich Speisevorlieben im Laufe der Zeit erheblich verändern. Und so können wir auch aktiv dazu

beitragen, das mögen zu lernen, was uns wirklich guttut. Der Weg dahin ist allerdings ein längerer achtsamer Prozess: Zunächst müssen wir für neue gute Erfahrungen sorgen. Unser Geschmacksbewusstsein verknüpft die Geschmacksqualitäten einer Nahrung mit den Wirkungen in den nächsten 24 Stunden. Es ist deshalb wichtig, jeweils nur ein oder wenige neue Nahrungsmittel zu versuchen und den jeweiligen Geschmack nicht zu übertünchen. So kann unser Bauch lernen, welche Wirkungen mit dem Nahrungsmittel verbunden sind. Wenn wir hingegen mehrere neue Kräuter mit den gerade neu entdeckten Waldpilzen ins Risotto geben und dann noch einen Wein dazu trinken, kann das ungute Gefühl im Bauch leicht falsch zugeordnet werden und wir mögen dann Sachen nicht, die uns eigentlich guttun würden. Wir empfehlen deshalb, sich vorsichtig kostend einem neuen Nahrungsmittel zu nähern. So erhalten Sie eine klare Vorstellung von Geruch, Beschaffenheit, Geschmack, Abgang. Mit zunehmender Erfahrung bekommen Sie schon bei diesem Verkosten eine erste Antwort des Bauchs.

Das kann ein sich öffnendes Ja, ein abwehrendes Nein oder auch ein unbestimmtes Gefühl sein. Nach ein bis zwei Stunden spüren Sie erneut nach. Wenn Sie noch unerfahren sind, sind vielleicht mehrere Anläufe nötig, bis Sie Ihre Bauchreaktion klar wahrnehmen können. Bei hochverarbeiteten Produkten funktioniert dieser Ansatz nicht.

BITTERSTOFFE

Da unsere moderne Kost nur noch Spuren von Gerb- und Bitterstoffen enthält, haben die meisten Menschen auch keine differenzierten Lernerfahrungen mit herb und bitter. Oft ist ihnen selbst der Unterschied nicht mehr klar. Sie erleben alles Bittere oder Herbe als unangenehm. Hier gilt es durch vorsichtiges Heranschmecken, den Geschmacksanalphabetismus zu überwinden.

Störeinflüsse

Sie sollten sich also kostend unbekannten Geschmäckern nähern. Erst durch das Herantasten kann der Bauch lernen. Und nur was unser Bauch versteht, kann er auch mögen. Dies gelingt durch die differenzierte sinnliche Wahrnehmung von Unterschieden. Was wir zuverlässig einschätzen können, gibt uns ein sicheres Gefühl beim Essen. Ohne die innere Sicherheit werden wir hingegen zwangsläufig zu den bekannten, scheinbar sicheren Vorlieben zurückkehren – auch dann, wenn diese uns schaden.

Vermeiden Sie deshalb jeden Mischmasch, der Aromen oder Geschmacksfehler überdeckt, denn dadurch hindern Sie Ihren Bauch am Lernen. Auch mit dem Salzen des Essens und durch Geschmacksverstärker verhindern wir das Geschmackslernen. Wir können dann nicht mehr schmecken, ob das Nahrungsmittel leer oder nährend ist. Mit »nährend« bezeichnen wir eine subtile Wahrnehmung nach dem Essen, die mit einem »Ja, das war, was ich brauchte« einhergeht. Mit »leer« das Gegenteil. Außerdem ist Salz in der Natur sehr knapp, sodass unser Körper Salziges immer aufnehmen möchte. Deshalb können wir bei Salzigem auch kaum aufhören zu essen. Denken Sie an Kartoffelchips. Wenn Sie jedoch den Unterschied erfahren zwischen der Frische und der nährenden Kraft eines eben gesammelten Wildkrauts und eines welken leeren Gemüses, wird Ihr Verlangen in die richtige Bahn gelenkt. Denn letztlich mögen wir an unserem Essen vor allem die Wirkungen. Wer aber nie die sanft stärkende Wirkung eines Brennnesselcurrys erfahren hat, kann es auch nicht dafür mögen. Wir müssen uns also der Wirkung aussetzen, um erfahren zu können, was überhaupt möglich ist. Am besten machen Sie erste Erfahrungen mit einzelnen Nahrungsmitteln, indem Sie sie roh oder gegart einzeln probieren. Dabei können Sie sich folgende Fragen stellen:

- Wie fühlt sich das Nahrungsmittel in der Hand an?
- Wie riecht es?
- Wie schmeckt es?
- Wie verändert sich der Geruch beim Vorbereiten und Schneiden?
- Wie schmeckt es nach dem Garen?
- Wie fühlt es sich danach im Bauch an?
- Wie fühlt es sich nach 1–2 Stunden im Bauch an?

Dieses Herantasten an neue Flavours ist so ähnlich, als würden Sie ein Kind ermutigen, sich mit einem neuen Essen vertraut zu machen. Zu Beginn, wenn Sie noch nicht mit der verfeinerten Art Nahrungsmittel wahrzunehmen vertraut sind, brauchen Sie vermutlich mehrere Anläufe, bis Sie klare Botschaften von Ihrem Bauch erhalten. Nach einiger Zeit wird das aber ganz automatisch ablaufen – und zwar bereits, wenn Sie ein Nahrungsmittel in die Hand nehmen. Diese neu erworbene Fähigkeit ermöglicht Ihnen dann auch einen sicheren Griff nach den für Sie richtigen Zutaten im Gemüseregal des Supermarkts und im Gewürzregal zu Hause.

ESSBIOGRAFIE UND GEWICHT

Wir alle haben in Bezug auf unser Essen Gewohnheiten, deren Bedeutungen uns nur scheinbar klar sind: »Das macht man eben so, weil ...« Geben Sie sich einmal nicht mit diesen vordergründigen Erklärungen zufrieden und schauen Sie auf das Unausgesprochene. Essen ist stets auch Kommunikation. Jedes Tun und vor allem die Art, wie Sie es tun, erzählt auch etwas über Sie, über Ihre Beziehungen zu anderen, ihre Herkunft und über Ihre Glaubenssätze in Bezug auf das Essen. Es ist höchst aufschlussreich, diesen unausgesprochenen Geschichten auch selbst zu lauschen und sie nicht nur still anderen zu offenbaren. Sich dessen bewusst zu werden, was Sie tatsächlich mitteilen, kann Ihnen

helfen, ungewollte Botschaften zu vermeiden. Da uns neben den eigenen Kindheitserfahrungen auch die Essgeschichte der Herkunftsfamilie tief prägt, ist es grundsätzlich sinnvoll, die persönliche Essbiografie aufzuarbeiten. Indem Sie sich die Essgeschichte Ihrer Vorfahren bewusst machen, können Sie erkennen, wo Sie sich mit Glaubenssätzen aus Ihrer Herkunftsfamilie unnötig einschränken. Sie werden dann auch ein tieferes Verstehen für die Gewohnheiten anderer Menschen entwickeln und dies wird Ihnen helfen, den richtigen Ton zu treffen, wenn Sie Ihre Essbedürfnisse anmelden. Wenn dabei traumatische Erlebnisse auftauchen, sollten Sie zur Bewältigung professionelle Begleitung in Anspruch nehmen. Und auch wenn Sie sich selbst kompetent fühlen, brauchen Sie ein Gegenüber. Erzählen Sie Ihre Geschichten vertrauten Menschen und hören Sie sich beim Erzählen selbst zu. Sie werden feststellen, dass sich mit jedem Erzählen mehr Klarheit einstellt.

Familienbiografie des Essens

Suchen Sie zunächst das Gespräch mit Ihren Eltern, Großeltern oder anderen Verwandten und lassen Sie sich deren Geschichte des Essens erzählen. Lassen Sie sich Zeit bei diesen Gesprächen, denn es wird möglicherweise einige bedrückende Erlebnisse zu berichten geben. Doch schieben Sie diese Persönlichkeitsarbeit nicht auf, denn über 70 Jahre nach dem letzten Krieg in Deutschland wird die Zeit knapp, in der Sie noch Zeitzeugen aus der Familie zu deren Kriegserlebnissen befragen können.

Die Zeit des Zweiten Weltkriegs sowie kurz danach war geprägt durch Mangel, Flucht und die letzte Hungersnot in Deutschland. Wenn Sie nun denken, dass diese Geschichten nichts mit Ihnen zu tun hätten, dann möchten wir Sie ganz besonders einladen, hier weiterzulesen. Schon bei den Gesprächen mit Ihren Eltern oder Großeltern werden Ihnen vielleicht erste Parallelen zu Ihrem eigenen Verhalten sowie zu Ihren Beschwerden, Ängsten und Widerständen auffallen oder Sie werden sich von den Erzählungen besonders berührt fühlen. Überall dort, wo Sie solch eine Resonanz vernehmen, gibt es auch in Ihnen einen Schatz zu heben.

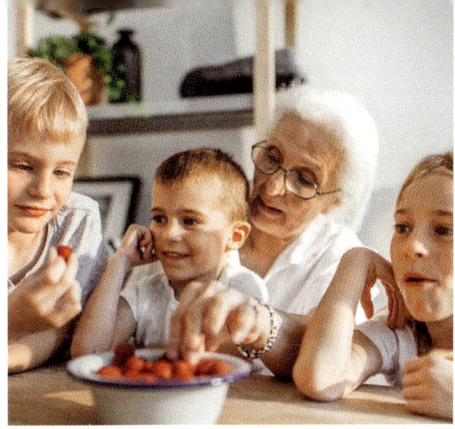

Wie war das früher? Die Essgeschichte unserer Familie beeinflusst unser eigenes Mögen und Nichtmögen.

DER GROSSE HUNGER IM SCHLARAFFENLAND

Es scheint zuerst völlig abwegig, dass wir Hungernde sind, denn nichts scheint in unserem Konsum-Schlaraffenland weiter weg zu sein als Hunger. Doch wieso werden Lokale gelobt, in denen die Teller überborden? Wieso altern in den Haushalten schrankweise Nahrungsmittel vor sich hin? Man kann zu jeder Tages- und Nachtzeit irgendwo Essen kaufen. Die Auslagen sind immer voll. Jeder Gastgeber legt sein Augenmerk darauf, dass auch genügend Essen da ist. Genügend bedeutet dabei meist, dass viel zu viel Essen vorbereitet wird. So landet schließlich jedes Jahr für Millionen Euro Essen im Müll. Was treibt die Menschen an zu solch einem absonderlichen Verhalten? Wer genau beobachtet, erkennt hinter diesem Um-sich-werfen-mit-Essen ein zwanghaftes Vermeiden der Angst vor dem Hunger. Doch woher kommt dieser große Hunger?

FRAGEN FÜR DEN GESPRÄCHSEINSTIEG

- Welche Gerichte gab es?
- Was mochten meine Eltern/Großeltern, was war ihnen verhasst? Wie wurde damit umgegangen, wenn man es besonders oder gar nicht mochte?
- War das Essen knapp oder gab es genug?
- Welche Regeln bei Tisch gab es?
- Wurde mit Essensentzug bestraft?
- Wie war das im und kurz nach dem Krieg? Gab es Essensrationierung?

Wie Forscher in Skandinavien herausfanden, graben sich traumatisierende Hungererfahrungen in die Epigenetik ein und werden so vererbt. Ohne eigene Erinnerungen ist das Thema für nachfolgende Generationen aber höchst verwirrend. Unser Körper reagiert so, als wäre es uns selbst passiert – wir haben jedoch keinerlei Geschichte dazu. Im Gegenteil, unser Nie-wieder-Hunger-Schlaraffenland weckt in uns zusätzlich das beschämende Gefühl, dass unser Fühlen ja völlig abwegig ist. Auch in Ihrer Herkunftsfamilie gab es vermutlich Erlebnisse der Entbehrung und Zeiten der Not; Momente, in denen alles irgendwie Greifbare gegessen wurde, um zu überleben. Minderwertiges Essen weckt damit auch in Ihnen unweigerlich diesen Überlebensmodus, die namenlosen Ängste und die entsprechenden Verhaltensweisen. Vielleicht verfallen Sie dann in suchtartiges Futtern, vielleicht vergeht Ihnen jeglicher Appetit. Vielleicht ist bei Ihnen der Verzicht auf Fleisch gleichbedeutend mit Not …

Ob Sie in diesen aktivierten Augenblicken dann den Kühlschrank leeren, vom Steakhunger ergriffen werden oder sich in asketische Bedürfnislosigkeit flüchten, all diese Verhaltensweisen verweisen auf derartige Ereignisse. Natürlich verheißt modernes Foodmarketing uns die Befreiung von diesem Erbe und moderne Kostformen liefern gefällige Argumentationen dazu. Man wirft sich in die Konsumvielfalt und redet sich seinen Auslöser »Fleischlos gleich Not« als »schon immer ge-sund« schön. Oder man folgt doch lieber der Strategie der Disziplinierung: Denn wer weniger braucht, hat weniger Not. Und ach ja, ein paar Pfund abnehmen muss man ja ohnehin. Der Körper versteht jedoch nur HUNGER! und ist aktiviert. Und so wappnet er sich schon mal für die nächste Hungersnot, während man sich noch mit Fasten und Entgiften gegen das Hüftgold stemmt. Doch dies aktiviert die alten, epigenetisch verankerten Hungertraumen nur noch mehr und treibt uns noch tiefer ins süchtige Essverhalten. Die amerikanische Verhaltensforscherin Alexandra W. Logue berichtete bereits 1995 davon, dass mit der Zahl der Abnehmkuren das Ausmaß gestörten Essverhaltens steigt.

Esstrends zur Hungerbewältigung

So stört es auch nicht, dass viele Ernährungstrends voll von Ungereimtheiten sind. Doch selbst in sich stimmige Argumentationen helfen uns nicht, denn das ererbte Hungertrauma ist gefühlshaft verankert und will deshalb auch fühlend gelöst werden. Die Geschichten aus der Familie zu kennen und sich davon berühren zu lassen, kann deshalb so hilfreich sein. Sie ebnen den Weg, damit wir uns jenseits von Esstrends der Frage zuwenden, was wir denn nun wirklich brauchen. Je mehr wir uns diese Frage selbst gestellt haben, desto mehr hat sich eine dankbare Bescheidenheit in unserem Leben ausgebreitet. Wenn die Angst vor dem Hunger schwindet, schwinden das Horten, die Scham, die Selbstdarstellung über das Essen und es schwindet die Verschwendung von Essen. Somit leisten wir, wenn wir den Hunger in uns selbst heilen, auch einen wichtigen Beitrag zur Ernährung der Welt.

Darf ich sein, wie ich wirklich bin?

Unter Hochsensiblen ist Untergewicht ebenso verbreitet wie Übergewicht. Unser Ansatz zielt auf Gewichtsnormalisierung beziehungsweise Wohlfühlgewicht. So können Sie als Unter- und als Übergewichtige von den Empfehlungen profitieren.

Wo immer Sie gerade stehen, löschen Sie die Vokabeln »abnehmen« und »zunehmen« aus Ihrem Wortschatz, denn dies sind keine Ziele, sondern Konditionierungen. Tatsächlich aktivieren Sie damit vor allem Ihre Überlebensprogramme.

In einer älteren Studie wurden Abnehmwillige gebeten, entweder täglich auf die Waage zu steigen oder nur einmal wöchentlich. Trotz sonst gleicher Testbedingungen hatte die Gruppe mit täglichem Wiegen am Ende mehr auf den Hüften als die Kontrollgruppe. Beenden Sie deshalb die ständige Kalorien-Bevormundung und die Beschämung dabei. Konzentrieren Sie sich auf Achtsamkeit, Wohlbefinden und Vitalität. Stellen Sie sich dazu im Essalltag folgende Fragen:

- Brauche ich dieses Essen/Trinken/Rauchen gerade wirklich und warum?
- Was macht es mit mir und mit anderen Lebensformen?
- Was tut mir wirklich gut? Brauche ich jetzt wirklich das oder würde ich etwas ganz anderes brauchen?
- Habe ich Hunger oder esse ich aus Stress?
- Habe ich gerade genug gegessen oder kann ich nicht essen vor Stress?

Achtsamkeit ist wie ein Stein, der ins Wasser fällt – sie beginnt bei Ihnen selbst und zieht von dort Kreise um Sie herum.

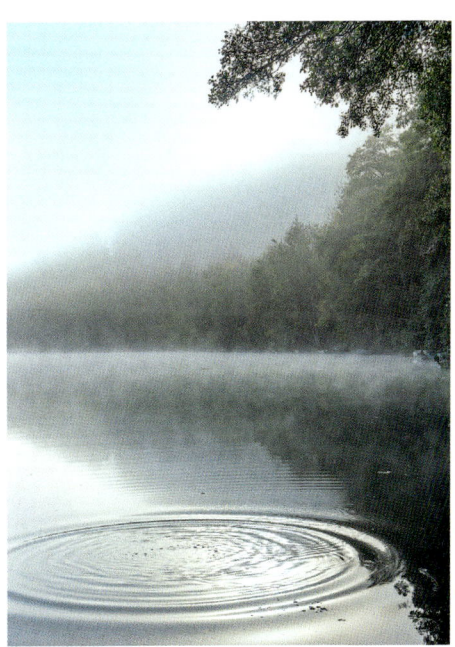

Der Moment zählt: Achten Sie auf Ihre Bedürfnisse und finden Sie heraus, was Ihnen wirklich guttut.

KEIN KALORIENZÄHLEN

Wir sprechen uns hier deutlich gegen alle Kalorienzählereien aus. Dass es einen direkten Zusammenhang zwischen Körpergewicht und Kalorienaufnahme geben soll, wurde bereits Anfang der 1970er-Jahre widerlegt. Neben der Behandlung der individuellen körperlichen Ursachen ist für eine nachhaltige Gewichtsnormalisierung Achtsamkeit für das eigene Essverhalten unerlässlich.

Viel wichtiger als das Wieviel ist das Was des Essens.

VERGESSEN SIE DIE WAAGE

Die Steuerung unseres Stoffwechsels und damit auch der Fetteinlagerung geschieht maßgeblich über unser limbisches System, auf das wir Einfluss nehmen über innere Bilder beziehungsweise die Gefühle, die Bilder in uns aufrufen. Wenn ich also denke »Ich muss abnehmen«, dann heißt das für mein limbisches System, dass Hunger bevorsteht. In seiner Fürsorge wird es schon mal den Sparmodus aktivieren und jedes nicht benötigte Gramm Nahrung als Fett aufsparen. Eine Gewichtszunahme in kürzester Zeit ist garantiert. Wenn Sie also wegwollen vom Übergewicht, müssen Sie jedes Gefühl der Nahrungsknappheit vermeiden. Vielmehr sollten Sie regelmäßig möglichst vier bis fünf kleinere Mahlzeiten täglich essen, damit Ihr limbisches System Vertrauen fasst in die zuverlässige Nahrungsversorgung. Noch mehr Zuverlässigkeit signalisieren Sie Ihrem Körper, wenn Sie sich auf die Reise zu Ihrer oralen Selbstbestimmtheit machen.

Erkennen statt Wissen

Wissen ist ein Zustand, in dem Sie einzelne Puzzleteile betrachten. Etwa so: Da ist ein rechtes Auge und da ist noch ein Auge und ein Mund – das muss ein Gesicht sein. Sie wissen, es muss ein Gesicht sein, aber dies ist zunächst ein gedankliches Für-wahr-Halten. Wenn Sie nun diese Puzzleteile zusammenfügen, geht Ihnen plötzlich ein Licht auf. Was heißt hier Gesicht? Das ist meine Mutter! Dies ist der Moment des Erkennens.
Zu einem solchen Aha-Moment möchten wir Sie führen. Wir möchten Sie an den Punkt führen, an dem Sie Ihre Familiengeschichte auch spüren, all die Freuden und Nöte Ihrer

Eltern und Vorfahren, und ein bewusstes Empfinden dafür bekommen, wo Sie selbst jetzt stehen. Dann wird Ihr eigenes Verhalten und Fühlen mit einem Mal auch einen erkennbaren Sinn bekommen.

Es ist, als würde man in einem See das Wasser ablassen und statt einzelner Inseln ein ganzes Gebirge erkennen. Auf diese Weise wird Ihnen die Biografiearbeit ermöglichen, die Verbindungen in die Vergangenheit zu verstehen und zurückzugeben, was gar nicht Ihre persönliche Geschichte ist. Und auf diesem Weg gewinnen Sie dann auch Ihre orale Selbstbestimmung zurück.

Nur zu wissen, bewegt Sie mit größter Wahrscheinlichkeit nicht zu Handlungen – jeder Raucher weiß, dass es ungesund ist, doch hört er deshalb auf? Erst im Fühlen und Erkennen steigen die Kraft und der Mut für Veränderungen in Ihnen auf.

VOM ESSTRAUMA ZUM TRAUMESSEN

Gehen wir zurück zum Märchen »Tischlein deck dich«: Sich selbst nähren können, inneren Reichtum entfalten und sich gesund abgrenzen sind demnach die Schlüssel zu einem guten Leben mit einem hochsensiblen Körper. Die Grundidee hinter unserem Ansatz besteht darin, Sie zur oralen Selbstbestimmung zu ermächtigen. Das bedeutet, dass Sie sich selbst auf den Weg machen und durch die Erforschung Ihres Essverhaltens schrittweise ein tieferes Verständnis für Ihre Bedürfnisse entwickeln und entsprechend Ihre Fähigkeiten entfalten.

Dabei werden Sie mit Sicherheit auf innere Konflikte, Traumata oder Konditionierungen stoßen. Es lohnt sich, sich diesen Themen eigenverantwortlich, aber mit fachkundiger Unterstützung zu widmen. Die daraus folgende Klarheit wird Ihnen helfen, immer souveräner mit Ihrem Essen und den Menschen dabei umzugehen. So wird Ihr Essen eine rundum nährende Sache. Und die befreiende Erfahrung, gut für sich selbst sorgen zu können, wird auch auf andere Bereiche Ihres Lebens positiv ausstrahlen.

Bei all diesen Schritten werden wir auch weiterhin gern an Ihrer Seite sein (Kontakt über https://ernaehrung-heilen.de).

EIN PERSÖNLICHER WEG – BERNHARDS KOCHKUNST

»Kochen zu lernen, war der wichtigste Schritt beim Wiedererlangen der Kontrolle über mein Essen. Erst mit diesem handfesten Können konnte ich die komplexen Zusammenhänge zwischen meiner hochsensiblen Verdauung und meinem Essen verstehen. Und schließlich war das Kochen der Schlüssel zu einem Essen, das mir bekommt, meiner Vitalität dient und meinen Genussbedürfnissen genügt.«

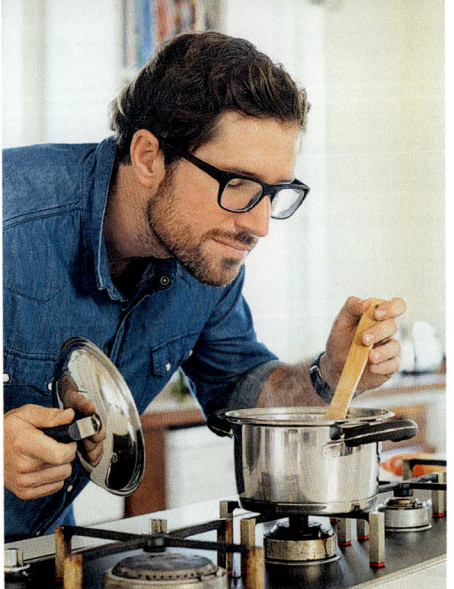

Auf dem Weg zum Genuss – Kochen ist eine alltagstaugliche Form der Selbstfürsorge.

Etappen auf dem Weg zu oraler Selbstbestimmung

- Selbstfürsorge entwickeln mit praktischen Fertigkeiten (Kochen, Eigenanbau, Wildsammlung).
- Sich von sozial geprägten Gewohnheiten zu eigenen Bedürfnissen hin orientieren und verstehen, wie Bedürfnisse, Erfahrungen, innere und äußere Botschaften in das Essverhalten hineinwirken.
- Sensibilität entfalten als Basis für Genuss und intuitive Nahrungswahl.
- Achtsam umgehen mit Nahrung, Esssituationen und den eigenen Bedürfnissen dabei.
- Essbedürfnisse stimmig vermitteln.
- Eine persönliche Esskultur entfalten als entlastenden Rahmen im Alltag.

Wenn Sie sich auf diesen Weg begeben, werden Sie als zusätzlichen Bonus auch andere Menschen besser verstehen. Und Sie haben so die besten Chancen, gesundheitliche Probleme mit dem Essen und der Verdauung zu überwinden. Mit bewusstem Essen erobern Sie sich zugleich wieder die Kontrolle über Ihren Mund und damit eine Mündigkeit zurück. Oder wie der Facharzt für Psychiatrie und Psychotherapie, Philosoph und Autor Thomas Fuchs es in seinem Werk »Leib, Raum, Person – Entwurf einer phänomenologischen Anthropologie« nennt: über Ihre orale Sphäre.

KOCHEN ALS MEDIZIN

Der zentrale Schritt hin zur Heilung der oralen Sphäre ist nach unserer Einschätzung das Kochen. Mit Messer und Kochlöffel ändert sich das Selbstverständnis; denn hier wandelt sich das Schlucken und Kaprizieren hin zu einem Berechtigtsein und Für-sich-selbst-Sorgen. Wer kocht, hat wahrhaft selbst in der Hand, was gegessen wird. Und im Kochen verbinden sich Können und Wissen mit Fürsorge, Sinnlichkeit und Harmoniestreben.

Für Hochsensible – und viele Hochsensible haben Verdauungsstörungen – eröffnet sich beim Kochen die Möglichkeit, verlorenes Vertrauen in die elterliche Fürsorge durch Selbstfürsorge zurückzugewinnen. Jedes sorgfältig bereitete Mahl wirkt wie eine positive Affirmation für unser Inneres, das uns fühlen lässt, dass die Vergangenheit zu Ende ist. Erinnern

Sie sich, wir regulieren unser Gefühlsleben durch Essen. Dies können wir ebenso gut zu unserem Besten nutzen. Auch mit bescheidenen finanziellen Möglichkeiten kann man hochwertiges genussvolles Essen auf den Tisch bringen. Gerade die Wildkräuter und -beeren oder alte Obst- und Gemüsesorten, die es nicht zu kaufen gibt, die aber willig im Garten gedeihen, finden dann ihren Platz auf dem Speisezettel.

Neuentscheidung und Begleitung

Wenn Sie sich Ihre orale Selbstbestimmung erobern, werden Sie immer wieder Begleitung benötigen. Sie brauchen eine Möglichkeit, um sich unbefangen austauschen zu können. Erst dadurch werden vage Ahnungen richtig greifbar. Uns allen fehlt in manchen Bereichen Klarheit, was uns jedoch nicht bewusst ist. Zum Glück sind diese blinden Flecken unserer Seele von Mensch zu Mensch verschieden, sodass wir durch den Austausch mit anderen darauf aufmerksam werden können. Dabei will auch Schmerzhaftes endlich als angenommen erlebt werden. Wenn Sie dann zu neuen Entscheidungen für Ihre Lebens- und Ernährungsweise gelangen, müssen Sie diese festigen, zum Beispiel. indem Sie sie anderen mitteilen – und sich so auch selbst dazu verpflichten. Dazu braucht es ein Verständnis für psychische Prozesse, dessen Vermittlung über dieses Buch hinausgeht. Wir haben hierbei gute Erfahrungen mit der Neuentscheidungstherapie (nach McClure Goulding und Goulding) gemacht. Andere Therapieansätze stehen dem jedoch nicht nach. Gruppen bieten sich dabei ebenso an wie die Einzelbegleitung. Und dazwischen ist immer wieder das Gespräch mit vertrauten Menschen wichtig.

EIN PERSÖNLICHER WEG – EVAS KULINARISCHE REISE

»Ich habe mich mit Bernhard zusammen auf eine kulinarische Entdeckungsreise begeben, die weit mehr umfasst, als nur gemeinsam in der Küche zu stehen, vom erfahrenen Koch Küchengeheimnisse zu lernen und ein Essen zuzubereiten: Es ist eher die Ausgestaltung einer ganzheitlichen Lebenshaltung, die viele einzelne Puzzlesteine beinhaltet: beim Spaziergang neue essbare Pflanzen entdecken und damit experimentieren, gemeinsam einen Kräutergarten anlegen, meine eigenen Essbedürfnisse wirklich ernst nehmen, spezielle Unverträglichkeiten entdecken, die sich von denen Bernhards unterscheiden, den Zusammenhang von Verträglichkeit des Essens mit der Gesamtstimmung erkennen und berücksichtigen lernen und vieles mehr. Und schließlich durfte ich zusammen mit Bernhard auch die beglückende und ermutigende Erfahrung machen, dass das für beide bekömmliche Essen fast nie nach Verzicht schmeckt, sondern viel häufiger eine neue Vielfalt an Genusserlebnissen eröffnet.«

ANLEITUNG FÜR EINE SELBSTREFLEXION

Diese Selbstreflexion ist eine typische Übung aus der Gruppenarbeit, Sie können sie aber auch alleine machen und sich von vertrauten Menschen Feedback geben lassen. Es geht darum, bisherige Konditionierungen mit neuen Gewohnheiten zu überschreiben, denn unser Bauchhirn kann nicht entlernen, sondern nur dazulernen.

SCHRITT 1:

In Schritt 1 geht es darum, dass Sie sich eines konkreten eigenen Verhaltens überhaupt bewusst werden. Dazu beobachten Sie sich wie ein Außenstehender.
Notieren Sie Ihre Beobachtungen:

- Was genau mache ich?
- Warum mache ich das?
- Gibt es eine Körperstelle, an der ich das fühle?
- Was denke ich selbst über mich, wenn ich das mache?
- Gibt es dazu Kommentare von inneren Stimmen?
- Gibt es Erfahrungen in der Familie, die einen Bezug zu meinem Verhalten haben?

SCHRITT 2

In Schritt 2 tauschen Sie sich mit einer vertrauten Person über das Verhalten aus.

- Wie nimmst du das Verhalten wahr? Welchen Eindruck vermittelt es?
- Was daran ist schwer annehmbar, was ist positiv?
- Was glaubst du, warum ich das mache?

SCHRITT 3

In Schritt 3 übernehmen Sie die volle Verantwortung für Ihr Verhalten und die Wirkung Ihres Verhaltens auf andere.
Nicht die anderen sind schuld. Es liegt in Ihrer Verantwortung, weil Sie jetzt die Person sind, die eine Antwort auf das Geschehen geben kann. Sie kennen die zugrunde liegenden Aspekte. Sie haben die Veränderungskraft und können Ihr Verhalten so verändern, dass Sie gut für sich sorgen und Ihre Botschaften an die anderen das ausdrücken, was Sie wirklich mitteilen möchten.

SCHRITT 4

In Schritt 4 überlegen Sie, was Sie wirklich erreichen möchten. Treffen Sie eine Entscheidung und formulieren Sie diese in einem positiven Satz.

SCHRITT 5

In Schritt 5 suchen Sie nun konkret nach einem Weg, wie Sie Ihre Bedürfnisse mit denen der anderen Beteiligten in Einklang bringen können. Sie fragen:

- Was sind meine wirklichen Bedürfnisse?
- Was sind die Bedürfnisse und Motivationen der anderen beteiligten Menschen?
- Was möchte ich wirklich von mir zeigen?
- Wie werde ich künftig für mich sorgen?
- Welche positiven Glaubenssätze will ich dabei bestärken?

EIN BEISPIEL

Birgit zog bei Tisch immer einen etwas klobigen Holzlöffel aus dem Kleid hervor und bugsierte damit mühsam Gemüse und Beilagen in den Mund. Dann und wann waren auch die Finger dabei hilfreich. Zuletzt sauber ablecken und wieder im Kleid verstauen. Selbst mit dem Verständnis für ihre Hochsensibilität wirkte das Ganze seltsam komisch und kindlich. Birgit wurde auch von Freunden häufig nicht zum Essen eingeladen, worüber sie ratlos war. Birgit kann diesen Weg der Selbstreflexion gehen:

Frage: »Was mache ich?«

Antwort: »Ich esse mit einem Holzlöffel, den ich im Gewand dabeihabe.«

Frage: »Warum mache ich das?«

Antwort: »Metallbesteck verursacht mir ein unangenehmes Gefühl im Mund – hart und bedrohlich. Ich schmecke dabei auch immer das Metall.«

Frage: »Welche Umstände haben noch einen Bezug zu dem Verhalten?»

Antwort: »Wenn ich als Kind nicht essen wollte, wurde mir das Essen mit einem Löffel eingegeben. Vielleicht hat sich das mit dem Gefühl des harten, metallischen, in den Mund geschobenen Löffels verbunden.«

Frage: »Wie nehmen andere das Verhalten wahr? Wie fühlen Sie sich dabei?«

Feedback der Freunde: »Der aus dem Gewand hervorgezogene dicke Holzlöffel, das Vorschneiden des Essens auf dem Teller, das anschließende Essen mit den Fingern dabei wirkt auf uns kindisch, unreif. Es schwingt auch so etwas mit wie: »Ich bin ein besserer Mensch.» Da fühlen wir uns nicht mehr eingeladen.«

Frage: »Was möchte ich wirklich von mir zeigen?«

Antwort: »Ich habe ein Bedürfnis und übernehme die Verantwortung dafür. Ich achte die Gefühle und Bedürfnisse der Tischgemeinschaft ebenso wie meine eigenen. Meine Essgewohnheiten erfüllen meine Bedürfnisse bestmöglich. Sie sollen nicht polarisieren.«

Mögliche Umsetzungen: Das zugrunde liegende Trauma bearbeiten in Einzel- oder Gruppenarbeit. Mit einem feineren Besteck aus Horn oder Perlmutt das Essverhalten in der Öffentlichkeit angleichen, der Fokus auf das Anderssein wird so reduziert. Ein Etui verleiht dem Ganzen einen persönlichen Stil.

Lösung: Das Verhalten wird auf Nachfrage kurz erklärt als ein persönliches Bedürfnis ohne weltanschauliche Ausschmückungen: »Ach so, ja. Ich schmecke das Metallische des Bestecks stark, deshalb benutze ich dieses Besteck.« Die tiefer liegende Ebene des Traumas muss nicht kommuniziert werden.

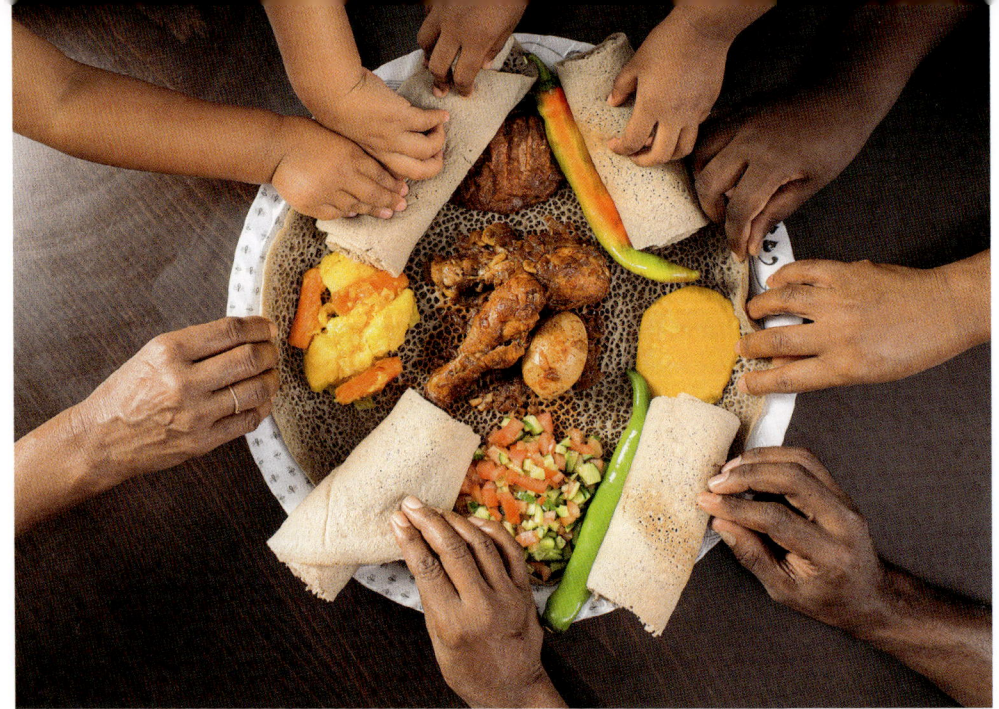

MIT ELFEN ZU TISCH

Die Reaktionen des Umfelds auf persönliche Gewohnheiten im Zusammenhang mit dem Essen treffen bei hochsensiblen Menschen oft eine besonders verletzliche Seite. Und so werden Sie auch unsere Ausführungen möglicherweise da und dort trotz aller Behutsamkeit als Eingriff in Ihren intimen Bereich empfinden. Vielleicht kommt Ihnen manches gar wie ein Hochsensiblen-Knigge vor. Doch da

Bernhard hochsensible Klienten seit rund zehn Jahren mit bewusstem Blick begleitet, hat er ein Gespür dafür entwickelt, wo durch dieses Anderssein Befremdung und Ausgrenzung entsteht und das Miteinander leidet. Wir laden Sie also ein, mit uns einen Blick auf Ihre Essrituale und die Bedürfnisse dahinter zu werfen und den Weg zu einem genussreichen Miteinander beim Essen zu finden.

BESONDERE ESSRITUALE

Wir Hochsensible sind auch bei Tisch besondere Menschen. Aus dem detailreicheren Wahrnehmen und dem persönlichen Umgang mit Aktivierung und Sensitivierung heraus neigen wir dazu, unsere eigenen Essrituale zu entwickeln, die von Außenstehenden jedoch oft völlig anders aufgefasst werden. Natürlich dürfen und sollen Sie Ihren eigenen Stil entfalten. Hier soll aber der Blick geschärft werden für ungewollte Folgen und unbedachte Außenwirkungen dieses Stils.

Ein trotziges »Ist mir doch egal, was andere denken« hilft uns nicht; denn wir wollen ja, dass andere uns akzeptieren. Also müssen wir auf unsere Essrituale mit den Augen dieser anderen schauen, damit wir zu stimmigen Botschaften kommen und nicht länger unser Sozialleben torpedieren. Anders ausgedrückt: Wir müssen auch mal ein paar Meilen mit den Mokassins der anderen laufen.

Stil wischt das Verbindende nicht weg, sondern interpretiert es auf eine kreative Weise.

Für uns selbst eröffnet sich dabei die Möglichkeit, sich tiefer zu begegnen, denn Essrituale entstehen als Schichten um einen Bedürfniskern, von dem wir oft selbst nur die Schale kennen. Sie finden hier Denkanstöße, um von der Schale zum Kern Ihrer individuellen Bedürfnisse vorzudringen und Ihren ganz eigenen Essstil entwickeln zu können. Benutzen Sie also die Sprache des Essens so, dass sie verstanden wird, und fügen Sie etwas Neues hinzu. Auf diese Weise können Sie auch Freiräume für sich entdecken.

Nebenbei hoffen wir, Sie auch zu sensibilisieren für den Umgang mit hochsensiblen Kindern, die oft Schwierigkeiten haben, ihre Bedürfnisse lautstark einzufordern.

Besteck

Ein erster Bedürfniskern, um den sich bei Hochsensiblen Essrituale bilden, ist das Besteck. Hochsensible haben häufig ihre liebe Not damit. Manche empfinden Metall im Mund als unangenehm hart und eindringend oder sie schmecken das Metall. Zum anderen gibt es einen gewissen Widerwillen gegen die aggressive Anmutung, wenn man mit einem Messer hantiert. Hier gefällt uns persönlich die asiatische Auffassung, wonach es als unkultiviert gilt, mit dem Messer zu essen. Doch Deutschlands Essen ist ohne Messer nicht stilvoll zu bewältigen.

BESTECK STILVOLL VERMEIDEN

Im privaten Bereich ist es natürlich eine besonders lustvolle Alternative, das Essen direkt mit den Fingern zu genießen. Isabel Allende erzählt in ihrem Buch »*Aphrodite: Eine Feier der Sinne*«, dass sie sich am ehesten an Essen erinnern kann, das sie mit den Fingern gegessen hat. Sie spricht uns aus dem Herzen.

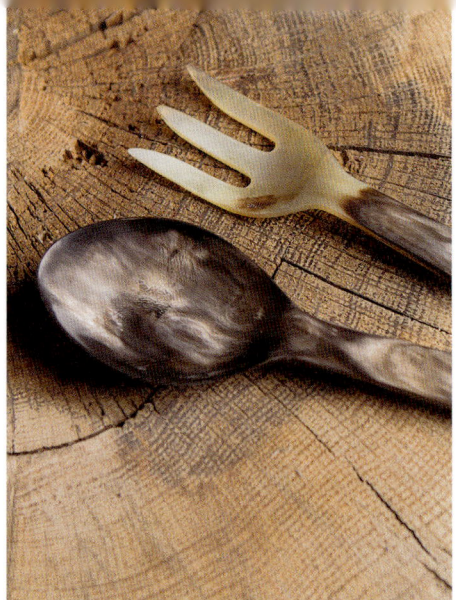

In der Öffentlichkeit ist in unserem Kulturkreis bei Tisch Besteck aber ein Muss. Immerhin ist es hierzulande salonfähig geworden, Obst, Fingerfood, Fast Food und Street Food aus der Hand zu essen.

Als elegante Lösung, Metallbesteck zu vermeiden, empfehlen wir ein persönliches Besteck aus Horn oder Perlmutt. Es fühlt sich ähnlich weich an wie Holzbesteck, ist aber dünner und nimmt weniger Geschmack an als dieses. Mit einem passenden Etui dazu sind Sie damit auch für besondere Anlässe außer Haus gerüstet. Bei Irritationen können Sie notfalls eine Nickelallergie vorschieben, um den wahren Hintergrund nicht offenbaren zu müssen. Geht es nur darum, das Messer zu vermeiden, kann auch schon ein Stück Brot stilvoll genutzt werden, um die letzten Bissen auf die Gabel zu bekommen.

Ansonsten können Sie natürlich möglichst oft Zuflucht nehmen zu Weltküchen, in denen mit Essstäbchen (Japan, China) oder mit den Fingern gegessen wird. In Thailand wird zwar mit Besteck gegessen, jedoch bieten die Thai-Restaurants hierzulande allgemein auch Essstäbchen an. Besonders positiv empfinden wir dort außerdem, dass die Thaiküche außer Sojasauce keine gluten- und milchhaltigen Zutaten verwendet.

Auch Bowl Food – Essen, das in Schalen serviert wird – ist ein hochsensiblenfreundlicher Trend. Die Speiseschale in die Hand zu nehmen und mit Stäbchen, Gabel oder Löffel daraus zu essen, vermittelt ein angenehmes

Stilvolle Eigenart: Legen Sie sich Ihr ganz persönliches Besteck aus Horn oder Perlmutt zu.

sinnliches Essgefühl, in dem ein wenig von Meditation und informellem Essen mitschwingt. Zusätzlich kann Bowl Food meist mit Superfoods und frischen Zutaten punkten. Sie sehen, es lassen sich stil- und genussvolle Wege finden, ohne sich ins gesellschaftliche Aus zu manövrieren.

Sitzen auf Stühlen

Indirekt mit dem Essen verknüpft ist der Bereich des Sitzens. Viele Hochsensible sitzen nur ungern auf Stühlen. Privat sitzen sie auf dem Boden, auf Kissen, mit untergeschlagenen Beinen auf dem Stuhl … ein bunter Reigen des alternativen Sitzens.

Das hat sein Gutes, denn auch objektiv gesehen ist Sitzen auf Stühlen ungesund. Das ändert sich auch durch ergonomische Designs nicht grundsätzlich. Wir möchten Sie hier ermutigen, auch beim Essen das alternative Sitzen zu kultivieren, insbesondere auch das Sitzen am Boden, wie es beispielsweise in Japan Tradition hat.

Neben einem Gefühl der Erdung wirkt dies nämlich auf ganz einfache Weise den Verkürzungen von Faszien und Bändern im Becken entgegen. Um auch die Bedürfnisse anderer berücksichtigen zu können, haben wir selbst

KINDHAFTE ANMUTUNG

Sitzen am Boden, Essen ohne Messer, Genießen mit den Fingern – all diese sinnlichen und auch sinnvollen Gewohnheiten werden in der westlichen Kultur dem Kindsein zugeordnet. In Verbindung mit dem unverstellten Blick und dem oft alternativen Kleidungsstil haftet der Erscheinung von Hochsensiblen durch solche Gewohnheiten oft etwas Kindhaftes an. Gerade in der Berufswelt und bei Männern wird dies leider noch weit weniger positiv bewertet, als es ist. Vielleicht gelingt es uns mit der Zeit, dies als Lebensstil hoffähig zu machen. Bis dahin müssen wir bewusst damit umgehen: Nicht abstellen ist die Lösung, sondern fein ausloten und so eine persönliche Stimmigkeit finden.

neben dem persönlichen Ambiente aber auch eine traditionellere Essgelegenheit beibehalten. So finden offizielle Anlässe traditionell bei Tisch statt und auch Stuhlgewohnte, denen es schwerfällt, länger auf Sitzkissen zu verweilen, fühlen sich willkommen.

REIZÜBERLADUNG BEIM ESSEN

Beispielfall Jasmin

Jasmin sitzt am Mittagstisch und möchte nur Erbsen. Da ihr trotzdem Reis auf den Teller gegeben wird, trennt sie zuerst die Erbsen fein säuberlich vom Reis. Dieser bleibt zunächst unbeachtet, während die Fünfjährige die Erbsen sichtlich genießt. Nachdem Erbsen und Sauce weitgehend gegessen sind, folgt nun auch der Reis, ohne Sauce. Die anderen am Tisch sind längst fertig.

Bedürfnis nach Ästhetik

Was oberflächlich betrachtet kindisch und vielleicht auch trotzig wirkt, ist ein typisches Verhalten Hochsensibler, das dem hochsensiblen Geschmackserleben und dem Bedürfnis nach Ästhetik entspringt.

Wie bereits dargestellt, wird so die Überlagerung der Aromen und die Überstimulation vermieden. Normalsensiblen erscheint dieses Verhalten hingegen oft widersinnig, weil sie ja zumeist das Ineinanderfließen von verschiedenen Geschmäckern mögen.

Essen gehen

Wenn Sie als Hochsensible wählen können, bevorzugen Sie Restaurants mit reizarmem Ambiente. Verlassen Sie sich nicht darauf, dass es überall qualitativ hochwertige Speisen aus frischen Zutaten oder eine Allergenkarte gibt. Machen Sie Ihre Bedürfnisse deshalb, wenn möglich, schon im Vorfeld einer Essensverabredung deutlich.

Geben Sie sich im Restaurant dann die erste Viertelstunde zum Ankommen. Anstelle des sonst üblichen Small Talks können Sie die Speisekarte studieren oder sich auf der Toilette frisch machen. So verschaffen Sie sich Zeit, um zur Ruhe zu kommen und sich auf die Situation einzustellen. Sie müssen dann noch nicht viel sagen und können sich in das sogenannte Pacing mit den anderen einschwingen. Pacing bedeutet, dass man ein Gefühl der Gemeinschaft und Vertrautheit herstellt, indem man sich gleichartig verhält wie die anderen Tischpartner.

So mitteilsam Sie prinzipiell auch sein mögen, beim Essen brauchen Sie Ruhe, sonst sind Sie rasch reizüberladen. Tiefer gehenden Gesprächen sollten Sie sich deshalb besser vor und nach dem Essen widmen. Ihre Schweigsamkeit mag für Normalsensible eine Herausforderung sein. Wenn Sie dies bemerken, lenken Sie einfach den Fokus zurück auf das Essen. Zum Beispiel so: »Das Essen ist wieder richtig gut. Die kochen hier einfach toll. Das ist doch eigentlich zu schade, um es nur einfach so nebenbei zu essen.«

Als hochsensible Menschen sind wir oft auch leise Menschen. Werden Sie sich bewusst, warum Sie tun, was Sie tun, entwickeln Sie ein Bewusstsein für Ihr hochsensibles Anderssein und teilen Sie sich mit.

Inseln im Ess- und Stressalltag

Aufstehen, schlaftrunken die Kinder versorgen, schnell noch E-Mails checken, dabei frühstücken, um dann fluchtartig das Heim zu verlassen, ist ein ziemlich sicherer Weg, um Magen-Darm-Probleme zu bekommen. Besonders am Morgen sind wir noch sehr weich und brauchen einen gewissen Schutzraum um uns herum. Entwickeln Sie Ihr persönliches Morgenritual mit Meditation, Yoga oder Besinnungsarbeit, die wir im nächsten Kapitel vorstellen, und setzen Sie gegenüber Partner und Familie durch, dass diese Zeit Ihnen zusteht. Stellen Sie sich dazu zunächst folgende Fragen:

- Wie viel Zeit brauche ich, um klar und stimmig in den Tag zu starten?
- Welcher Platz erdet mich am besten, um mir Kraft für den Tag zu geben?
- Wofür ist mein Magen jetzt schon bereit? Oder nehme ich besser ein Frühstück für unterwegs mit?
- Bekommt mir die meditative Stille beim Alleinfrühstücken besser oder genieße ich die Geborgenheit eines gemeinsamen Frühstücks?
- Gibt es am Morgen für mich einen besinnlichen Moment?

EIN PERSÖNLICHER WEG – EVAS FRÜHSTÜCKSOASE

»Für mich ist es sehr wichtig, den Tag in Ruhe zu beginnen, besonders vor herausfordernden Aufgaben in der Außenwelt. Ich gebe mir einein-halb Stunden Zeit vom Aufstehen bis zum Aus-dem-Haus-Gehen – auch wenn es sehr früh ist. Ich suche mir einen schönen Platz, wenn mög-lich im Garten oder mit Blick ins Grüne; allein oder mit lieben Men-schen, deren Gegenwart mir Rück-halt gibt. Das empfinde ich wie ei-nen Schutzraum, von dem aus ich gestärkt in den Tag starten kann. Dieses Ritual einzuhalten, hat mir insbesondere in stressigen Zeiten oft geholfen, aus meiner Mitte heraus standzuhalten.«

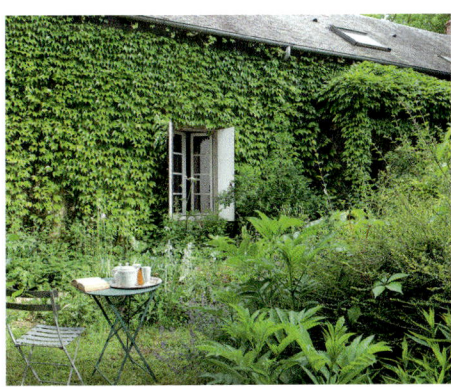

Wohlfühloase für den Start in den Tag: Gönnen Sie sich am Morgen etwas Zeit für sich selbst.

TRAUMATISIERUNGEN UND GLAUBENSSÄTZE

Auf dem Dorf ist der nächste Biomarkt nicht um die Ecke und so stehen wir für frische Nahrungsmittel gelegentlich auch in einem Supermarkt an der Kasse. Supermarktkassen sind für uns hochinspirative Lernfelder, ob-wohl vordergründig das immer Gleiche pas-siert: Vor und hinter unserem bescheidenen Häufchen aus Bio-Obst und -Gemüse türmen andere Kunden stolz ihre Jagderfolge aufs Band: bunte Schachteln, aufgeblähte Tüten, Eingeschweißtes und Schalen mit Fleischwa-ren, alles groß und aufgepeppt. Schon beim Betrachten beschleichen Bernhard allerlei Geschmackserinnerungen und sein Magen beginnt sich zu verknoten. Ein heilkundlich-diagnostischer Blick auf die zugehörigen Menschen bestätigt das Gefühlte – solches Essen macht krank und depressiv. Doch war-um, um Himmels willen, essen viele das?

Soziales Essen

Der hauptsächliche Antrieb für solch einen Lebens- und Ernährungsstil ist wohl nicht Finanznot, sondern Sozialangst. Letztlich will jeder von uns gemocht werden. Als Säugling ist die Fürsorge der Eltern für uns absolut lebensnotwendig. Instinktiv machen wir des-halb alles, um ihr Herz zu gewinnen. Und dazu erahnen wir schon als Säuglinge ihre Stimmungen, saugen all ihre Geschichten, Empfindlichkeiten, Überzeugungen und Un-ausgesprochenes in uns auf. Daraus entsteht

93

dann im Laufe der Kindheit unser eigenes System von Verletzlichkeiten, Überzeugungen und Verhaltensstrategien. Das funktioniert ganz automatisch. Diese kindlichen Konstrukte legen wir auch als Erwachsene weiter unserem Leben zugrunde, weil wir sie als überzeugend und alternativlos erleben. So wirken diese Geschichten vergangener Generationen als Glaubenssätze weiter in uns und wir beginnen unmerklich unser Leben so zu gestalten, dass es diese Vorstellungen zu beweisen scheint. Diesen psychologischen Denkansatz können Sie in der Skripttheorie der Transaktionsanalyse weiter vertiefen.

WUNSCH NACH ZUNEIGUNG

So wird auch das in der Kindheit geprägte Essverhalten oft lebenslang beibehalten. Oder es wird ausgetauscht gegen einen anderen Essstil, zum Beispiel den des Partners oder der Freunde.

Dieses sogenannte Magische Denken, dass wir mit dem Essen die Zuneigung der uns wichtigen Menschen gewinnen können, funktioniert so gut, dass Menschen, die das Gleiche essen, sich nachweislich auch tatsächlich sympathischer finden. Und so färben auch die Essgeschichten aus der Herkunftsfamilie unserer Lebenspartner ab auf unsere persönliche Essbiografie. Fatal daran ist, dass dieses übernommene Essverhalten höchstens zufällig zu unseren tatsächlichen Bedürfnissen passt. Der Preis dafür ist häufig Selbstverlust und Leiden.

Herunterregulieren (Downsizing)

Zurück zum Lernfeld Supermarktkasse: Auch als Erwachsene wollen wir von unserem Umfeld gemocht werden und verlassen uns auf das beschriebene System, in der Hoffnung, dass die anderen uns dann »cool« beziehungsweise »nett« finden werden.

»Wenn ich nicht auch diese Sachen kaufe, dann wird mein Kind nicht mehr eingeladen«, sagt Helga, Mutter eines sechsjährigen hochsensiblen Sohns mit Allergien. »Wenn man so was nicht isst, dann ist man halt nicht mehr dabei«, gesteht Peter, 24 Jahre, hochsensibel, der an Verdauungsstörungen und Depressionen leidet. Also greift er eben auch zur Fertigpizza trotz seiner Beschwerden.

NUR NICHT AUFFALLEN

Wir stellen uns hier ein wenig ungeschickt an, bremsen dort ein bisschen unsere Begabung. Wir (er)finden allerlei Gründe, um Dinge nicht zu tun, oder wir tun Dinge wider besseres Wissen. Auf verschiedenste Weise nehmen wir so unsere tatsächlichen Möglichkeiten nicht in Anspruch. Solches Verhalten nennt Bernhard Downsizing. Dabei wird Krankheit und geringer Lebenserfolg in Kauf genommen, damit andere uns »lieb und nett« finden. Doch diese Rechnung geht nicht auf. Downsizing ist die Strategie des Nur-nicht-Auffallens. Der Preis dieses Nur-nicht-Auffallens ist eine seelische Selbstverstümmelung und die unausweichliche Folge sind körperliche Schäden.

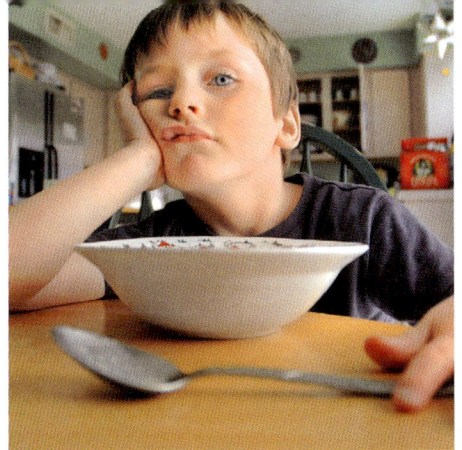

Kinder zum Essen zu zwingen, erschüttert das Vertrauen in die Eltern und kann zu Essstörungen führen.

Der Teller wird leer gegessen

In unserer Kindheit war es ganz selbstverständlich, dass der Teller leer gegessen wird. Wir beide waren schlechte und langsame Esser. Als Hochsensible haben wir die Defizite des Essens sehr genau geschmeckt. Wir spürten schon vorher, dass es uns nicht guttun würde. Von solchem Widerwillen gegen das elterliche Essen wird Bernhard auch jetzt in seiner Coachingtätigkeit immer wieder berichtet. Darin kommen oft unerkannte Intoleranzen zum Ausdruck und natürlich die besonderen Ernährungsbedürfnisse.

Wenn das Essen immer wieder zu Unwohlsein führt, leidet auch das Vertrauen in die Eltern. Wenn Eltern dann aus ihrer eigenen unbewussten Hungerangst heraus dem Kind das Essen aufnötigen, führt dies leicht in eine Abwärtsspirale und in ein gestörtes Essverhalten. Doch warum nötigen Eltern ihren Kindern überhaupt Essen auf?

Unsere Eltern haben den Zweiten Weltkrieg noch miterlebt und hatten die Angst vor dem Hungern tief verinnerlicht. Während Bernhards Eltern wohl deshalb auf ihn einwirkten, doch schneller und mehr zu essen, ignorierten sie sein beständiges Unwohlsein und seine Verdauungsprobleme weitgehend. Sein Vertrauen in dieses Bauchweh-Essen der Eltern schwand. Innerlich schob er den Teller immer weiter weg.

Eva dagegen erinnert sich nicht so direkt an Verdauungsstörungen und ist auch weniger von Unverträglichkeiten betroffen als Bernhard. Die Qual, alleine am Tisch zu sitzen und sich Essen hineinzwingen zu müssen, obwohl sie satt war, und auch das Gegen-ihren-Willen-gefüttert-Werden im Kindergarten sind ihr dennoch drastisch in Erinnerung. Um es ganz klar zu sagen: Es handelt sich hier um Verletzungen der Körpergrenzen.

Orale Unversehrtheit

Während die sexuelle Unversehrtheit als Menschenrecht heute allgemein anerkannt wird, werden Übergriffe im Bereich der Ernährung kaum als solche wahrgenommen. Vielfach beginnen diese damit, dass Kinder aus Unsicherheit und weil sich Eltern an den überhöhten Verzehrempfehlungen der Industrie orientieren, überfüttert werden.

Die duldsame Strategie besteht dann darin, alles brav zu schlucken und dabei jegliches Gefühl für die eigenen Körpergrenzen einzubüßen. So mancher Übergewichtige hat

Bernhard in der Praxis geklagt, dass er einfach keine Sättigung mehr spürt.

Ein halbwegs gesundes Kind verhungert nicht freiwillig! Vertrauen Sie Ihrem Kind, wenn es signalisiert, dass es nicht essen möchte. Auch dann, wenn es fünf Minuten später wahrnimmt, dass es doch noch Hunger hat. Das Kind muss sich selbst erproben können, um schließlich eine Eigenregulation zu finden. Das ist kein Start-Ziel-Sieg, sondern ein erspürendes Lernen. Ein Kind kann von einem Moment zum nächsten pappsatt sein. Dann aufessen zu müssen, ist ein Übergriff auf seine orale Unversehrtheit.

Wir selbst haben uns als Kinder in die kapriziöse Strategie geflüchtet und uns später mühsam einen Weg damit gesucht. Ob duldend oder kaprizierend … einen gesunden Zugang zum Essen lernt man so nicht. Man trägt nur die Logik des Hungers weiter.

---

70 Jahre nach dem Krieg ist es Zeit, den Hunger in uns zu heilen.

Schritte zur Heilung

Bewusstes Essen ist weit mehr als Ernährung. In jedem Bissen verbinden sich Sehen, Riechen, Schmecken und Fühlen mit einem Nachschwingen im Bauch. Diesem Akkord der Sinne lauschen wir im bewussten Essen. Jedes Mal, wenn wir dies tun, lernt unser Bauchhirn. Auch beim Kochen lauschen wir

diesem Akkord und versuchen, ihn noch mehr in Harmonie zu bringen. Das Hantieren mit den Nahrungsmitteln und das Erleben der Garprozesse vertieft unser Verstehen dabei. Noch wesentlich erweitert wird dieses Bewusstsein, wenn wir uns mit den Pflanzen und Tieren, die wir in der Küche nutzen, vertraut machen. Viele Zusammenhänge, die Sie hier gelesen haben, haben sich Bernhard erst eröffnet durch das detaillierte Verstehen der Prozesse vom Anbau eines Nahrungsmittels über die Zubereitung bis zur Wirkung im Körper. Wenn Erfahrungen aus verschiedenen Lernfeldern einander bestätigen, dann verstärken sie sich. So trainieren wir unser Bauchgefühl und kommen allmählich dahin, dass uns das Essen am besten schmeckt, das uns auch am besten nährt und bekommt. Die Industrie rühmt sich, aus fast beliebigen Zutaten Produkte herstellen zu können mit einem immer genau gleichen Geschmack.

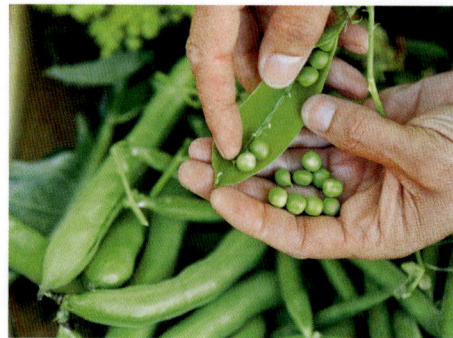

Akkord der Sinne: Machen Sie sich umfassend vertraut mit den Nahrungsmitteln, die Sie essen.

Dies löst jedoch Chaos in unserem Bauchhirn aus, denn der Zusammenhang von Aromen (Flavour) und Inhaltsstoffen ist dabei aufgehoben und somit werden die nachfolgenden Wirkungen auch nicht sinnvoll verknüpft.

Wir brauchen aber eine klare Verbindung von Sinneseindrücken mit den nachfolgenden Wirkungen des Essens.

Diese Verbindung trainieren wir gezielt mit Sensorikarbeit, zum Beispiel in Seminaren. Wir stärken sie auch mit jedem ehrlichen Essen. »Ehrlich« meint hier, dass Geruch, eschmack, Farbe und so weiter unmittelbar von den Zutaten und der Verarbeitung herrühren. Geschmacksverstärker, zugesetzte Aromen, Farbstoffe, Süßstoffe und High-Processing-Technologien narren unsere Sinne und hebeln damit auch das Geschmackslernen aus.

ESSEN IN GEMEINSCHAFT

Intoleranzen, besondere Essbedürfnisse und Ernährungsanforderungen sind typisch für Hochsensible und betreffen auch das Zusammenleben in Familie, Partnerschaft oder Wohngemeinschaften. Am befriedigendsten ist es, wenn sich eine Gemeinschaft beim größten gemeinsamen Nenner treffen kann. Wenn nun aber ganz verschiedene Essbedürfnisse zusammentreffen und der eine besonders mag, was der andere nicht verträgt, stellt sich die Frage »Was tun?«.

Um uns der Wirkung unseres Verhaltens auf andere voll bewusst werden zu können, müssen wir dann auf die stillen Botschaften blicken, die wir unwillkürlich aussenden mit der Art, wie wir etwas tun oder vermeiden. Hier betrachten wir das Essen also als Kommunikation mit Messer und Gabel.

Rangordnungen bei Tisch

Als Bernhard sich endlich durchgerungen hatte, konsequent glutenfrei zu leben, gab es gerade aus seiner Großfamilie heftigen Gegenwind. Für ihn verstörend, dass gerade die Menschen, von denen er Unterstützung erwartet hatte, sich stur stellten. Mit Äußerungen wie »So ein bisschen wird schon nichts machen« drängten sie ihn, sich ihren traditionellen Essgewohnheiten anzupassen. Rückblickend ging es dabei wohl vor allem darum, dass die »Extrawurst« einer glutenfreien Kost als ungebührlich für den Rang angesehen wurde, den man Bernhard zubilligte. Natürlich wurde dies nicht direkt ausgesprochen, sondern als Missbilligung des Essbedürfnisses verpackt.

In traditionellen Familien und generell in hierarchischen Strukturen ist dies eine typische soziale Falle, denn dort wird durch das Verhalten bei Tisch unterschwellig die Rangordnung bekräftigt, getreu dem Motto »Wes Brot ich brech', des Sprach' ich sprech!«. Wer etwas anderes isst, stellt damit die Rangordnung infrage. Die größte Chance besteht dann darin, proaktiv den Segen des Oberhaupts der Familie einzuholen.

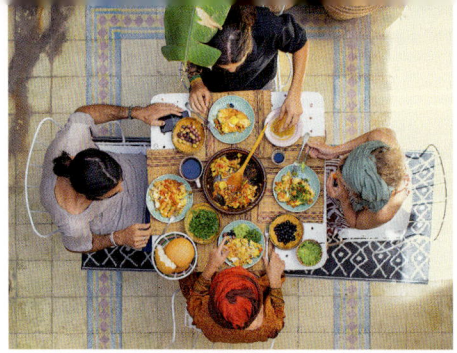

Für jeden das Richtige: Servieren Sie möglichst viele Zutaten eines Gerichts getrennt.

Komponenten statt Eintopf

In vielen Familien werden die Gerichte als komplexes Ganzes angeboten: zum Beispiel als Eintopfgerichte, Aufläufe, Mischgemüse, Pasta mit Sauce vermischt. Dies mag dem Geschmack der Familie entsprechen, doch müssen so alle bei Tisch auf die Problemnahrungsmittel Einzelner verzichten oder aber deren Allergien, Aversionen und Unverträglichkeiten werden übergangen.

»Dann leg es halt zur Seite« ist ein sinnloser Ansatz. Wie soll man die glutenhaltigen Nudelblätter aus der Lasagne herausnehmen? Was nutzt es, die Paprika aus der Ratatouille zu fischen? Die gemeinsam zubereiteten Gemüse vermischen sich, die Saftreste machen ebenso Beschwerden. Um verschiedenartigen Bedürfnissen bei Tisch gerecht zu werden, hat es sich bewährt, das Essen möglichst in Komponenten (**siehe Seite 55**) zu servieren. Man bringt also die verschiedenen Teile des Essens getrennt auf den Tisch. So könnte man beispielsweise die Ratatouille auflösen und die einzelnen Gemüse getrennt

schmoren. Auch Saucen, Gemüse- und Sättigungsbeilagen, Beigaben wie Croûtons, geröstete Saaten, Pesto oder Oliven können separat serviert werden. Bei der Lasagne hingegen empfiehlt es sich, die glutenfreie Variante als Extraportion zuzubereiten. Ein schöner Nebeneffekt des Getrenntservierens ist, dass der mit Schalen und Schüsseln gedeckte Tisch Vielfalt und Wohlstand vermittelt. Da verliert sich auch der Arme-Leute-Geruch fleischloser Mahlzeiten.

Umgang mit Intoleranzen und Allergien

Bei einer gluten- und milcheiweißarmen Kost kann man gelegentlich sündigen, ohne ernsthafte Konsequenzen fürchten zu müssen. Bei Intoleranzen, Allergien und Autoimmunreaktionen dagegen müssen die Problemsubstanzen zuverlässig aus der Nahrung entfernt werden. Das ist ohne Rücksichtnahme von Familie, Partner oder sonstigen Mitgliedern einer Wohngemeinschaft nicht realisierbar. Das Ziel ist, dass der Kontakt mit den Problemsubstanzen weitgehend (z. B. Histamin) oder vollständig (z. B. Gluten, Milcheiweiß, Allergene) verhindert wird. Kontaminationen im Haushalt sind dabei ein Hauptproblem, denn es ist schon für einen selbst als Betroffenen schwer nachvollziehbar, dass kaum sichtbare Spuren solch nachteilige Wirkungen haben können. Noch schwerer ist es, dies auch anderen zu vermitteln. Doch daran führt kein Weg vorbei.

EIN PERSÖNLICHER WEG – BERNHARDS INTOLERANZ

»Inzwischen hat sich meine Gluten-intoleranz etwas gebessert, doch ist dies der Lohn einer konsequent glutenfreien Ernährung über etliche Jahre. Die ersten Jahre musste ich auch homöopathische Mengen vermeiden: Anhaftungen im Nudeltopf, der nicht sauber genug gespült war, machten bereits Beschwerden am nächsten Tag. Brotkrümel im Honig, nachdem jemand nur sein Brötchen bestrichen hatte, waren ein Problem. Das Ganze erinnerte sehr an koscher kochen. Zielführend war es letztlich, die Küche ganz zur glutenfreien Zone zu erklären.«

Achtung: Glutenfreie Zone

Gluten ist der herausforderndste Problemstoff im Haushalt, da er sich auch über Mehlstaub und Anhaftungen an Geschirr verbreitet. Deshalb erklären wir das Prinzip der problemstofffreien Zone am Beispiel Gluten, es lässt sich aber für alle anderen Problemstoffe abwandeln:

Das Prinzip der glutenfreien Zone besteht darin, dass grundsätzlich nur glutenfreie Zutaten in der Küche verarbeitet werden. Damit aber auch die Nicht-Glutenempfindlichen zu ihrem Recht kommen, werden Genussinseln eingerichtet. Beim Gluten geht es dabei vor allem um Backwaren und Nudeln. Glutenhaltige Backwaren werden in der gemeinsamen Küche möglichst nicht mehr hergestellt, sondern nur aufgebacken und geschnitten beziehungsweise gegart. Sie brauchen also eine Gluten-Brotstation mit Brett, Messer und eventuell Toaster sowie eine Gluten-Nudelstation mit Topf und Kochlöffel.

Wenn parallel glutenhaltige und glutenfreie Gerichte zubereitet werden sollen, wird jeweils die glutenfreie Variante vor der glutenhaltigen verarbeitet. Wenn möglich wird aber für alle die glutenfreie Variante bevorzugt: So werden etwa die Fischfilets möglichst alle glutenfrei paniert.

Wie sag ich's meiner Familie?

Die Eröffnung, dass Sie künftig besondere Rücksichten brauchen, wird nur selten Begeisterung hervorrufen. Um sich dennoch erfolgreich zu positionieren, sollten Sie ein paar Grundregeln der Kommunikation beherzigen:

- Seien Sie proaktiv, das heißt: Suchen Sie das Gespräch, bevor sich die Situation emotional auflädt.
- Missionieren Sie Ihre Umgebung nicht mit Gesundheitsfloskeln, sondern erzählen Sie davon, was es für Sie konkret bedeutet, wenn Sie mit der Substanz xy Kontakt haben. Erklären Sie, welche Unterstützung Sie brauchen, und übernehmen Sie die Verantwortung für die Umsetzung.

Wichtig ist, dass Sie klar für sich und Ihre Bedürfnisse einstehen. Dabei ist Verhandlungsgeschick gefragt. In manchen Familien wird zumindest von einigen Familienmitgliedern Entgegenkommen als Unterordnung missverstanden. Dann wird bei solchen Anliegen auch häufig gemauert. Sollte dies bei Ihnen der Fall sein, empfehlen wir, dass Sie sich am besten Rückenstärkung bei einem Coach oder Mediator holen.

BEISPIELHAFTER GESPRÄCHSEINSTIEG

… »Ich bin glutenintolerant. Auch wenn nur Spuren von Gluten im Essen sind, bekomme ich am nächsten Tag Bauchweh. Wenn ich mehr Gluten abbekomme, habe ich zusätzlich Fieberschübe, fühle mich grippig und habe Durchfall. Ich bin dann mindestens zwei Tage krank. Bauchweh bekomme ich bereits, wenn Brotkrümel in den Honig gelangen und ich dann damit meinen Tee süße. Auch Küssen bewirkt das. Ich brauche deshalb von dir, dass du dir nach dem Essen von glutenhaltigen Brötchen und Kuchen die Zähne putzt, bevor wir uns küssen. Am besten wäre es, wenn in unserer Küche nur noch glutenfreie Zutaten verwendet werden und glutenhaltige Nahrungsmittel nur auf definierten Flächen verarbeitet werden. Ich bitte dich darum. Danke.«

Verschieden und doch gemeinsam

Hochsensible empfinden sich selbst oft als »zu schwierig«. Falls Sie gerade mal wieder dieser Weltschmerz überkommt, dann erinnern Sie sich: Als Hochsensible – ob Mann oder Frau – haben Sie den Charme des Zartseins, Sie inspirieren mit Ihrer Vielfalt und Feinsinnigkeit, bringen sinngebende Tiefe mit. Und seltene Spezies sind gelegentlich eben anspruchsvoller in der »artgerechten Haltung«. Versuchen Sie nicht pflegeleicht zu werden, versuchen Sie zu erblühen.

Falls Sie das Thema »Verschieden und doch gemeinsam« Ihrem Kind – auch Ihrem inneren Kind – nahebringen möchten, empfehlen wir einen Animationsfilm aus der TV-Sendung »Die Sendung mit der Maus«, der es auf den Punkt bringt: »Nulli und Priesemut – Möhrenbrummer«. Der Film ist im Internet abrufbar.

ERNÄHREN SIE SICH NOCH …

Die unausgesprochenen Botschaften bei Tisch zu erkennen, ist zwar bedeutsam für alle, die sich mit ihrem Essen außerhalb der Norm bewegen, sie werden damit aber dennoch nicht allen sozialen Fallen entgehen. Die wenigsten Menschen sind sich ihrer stillen Botschaften umfassend bewusst, obwohl Essen zuallererst ein soziales Geschehen ist. Essen ist jedoch auch ein Mittel zur Regulierung von Gefühl und Erregungsniveau. Erst danach stellen sich die Fragen der Ernährung. Entsprechend werden soziale Verstöße beim Essen kaum toleriert, während es zumindest hingenommen wird, wenn Sie sich der Mehrheit folgend mit einem Kaffee wach machen und mit einem Absacker wieder entspannen oder mit Junkfood gegen alle Empfehlungen verstoßen. Denn Ernährungsratschläge appellieren an den Verstand. Über das Essen entscheidet jedoch der Bauch. Der Verstand ist sozusagen nur das Herrchen, das die Schranktüre öffnet oder den Burger bezahlt. Nehmen Sie also unsere Ausführungen wie auch die Botschaften Ihrer Tischgemeinschaft »cum grano sale« (mit einem Körnchen Salz) und genießen Sie Ihr Essen, denn wer nicht genießt, wird allmählich ungenießbar.

… oder genießen Sie schon?

Wenn Sie sich jedoch für die Themen rund um den Tellerrand öffnen, kann daraus ein lustvolles Reflektieren und Philosophieren werden über sich selbst sowie über die vielfältigen Verbindungen mit den Menschen und der Welt durch das Essen – bis hin zu den spirituellen Aspekten des Essens. Dabei sollten Sie Essen nicht als trockene Angelegenheit betrachten, sondern durchaus auch mit Humor. Natürlich philosophiert es sich noch genussvoller in trauter Runde bei einer Schale Tee oder einem Glas Wein. Und mit der Wahl des Getränks erzählen Sie dann bereits wieder eine Geschichte über sich selbst.

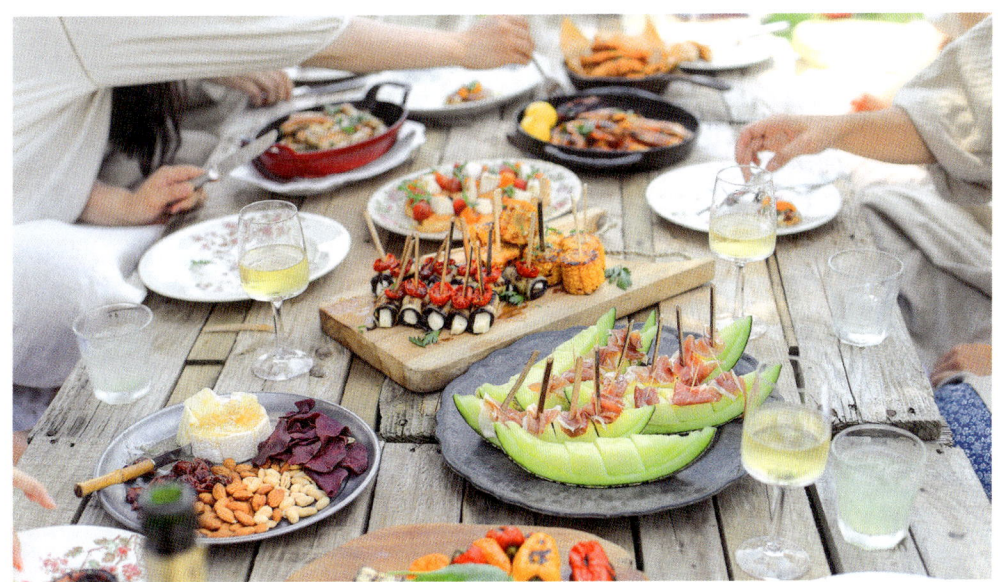

Gemeinsam genießen schafft gegenseitiges Verständnis und öffnet den Blick weit über den eigenen Tellerrand hinaus.

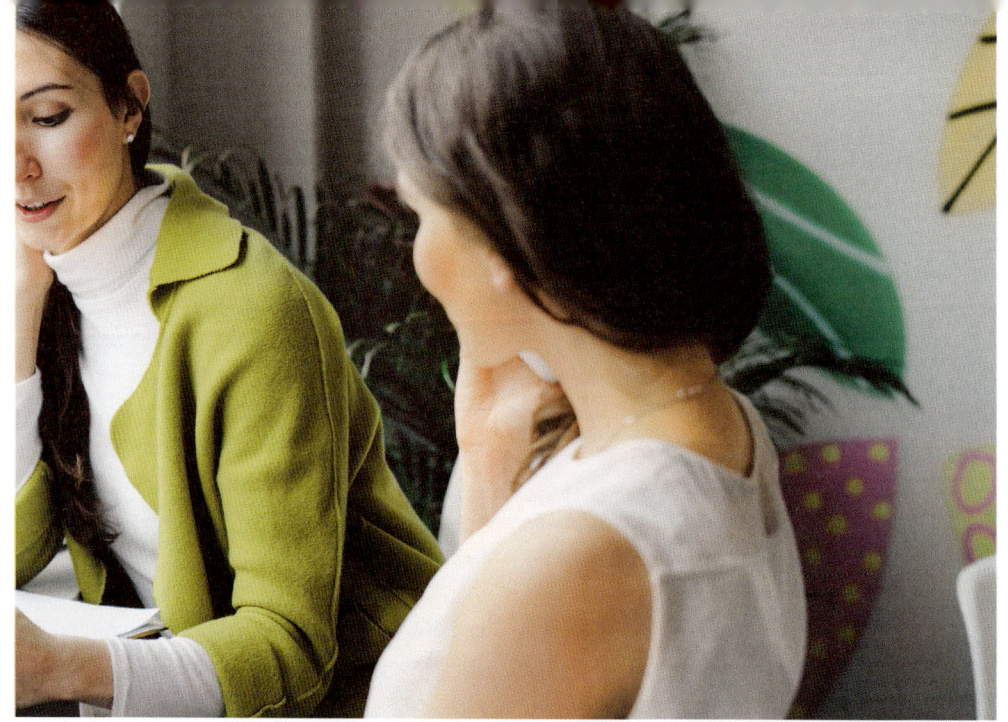

DIE ARBEIT MIT DEM ERNÄHRUNGSTAGEBUCH

Das Ernährungstagebuch soll Ihnen bei der Suche nach Unverträglichkeiten aller Art helfen und zur Klärung anderer Fragen rund um Ihr Essen beitragen. Die Arbeit damit kann ein wichtiger Teil auf Ihrem Weg zu mehr Selbstbestimmung in der Ernährung sein. Wir empfehlen, mit einem handgeschriebenen oder PC-basierten Ernährungstagebuch zu arbeiten, das Sie mindestens zwei Mal täglich aktualisieren sollten. Mit dem Ernährungstagebuch entschlüsseln Sie Ihr wirkliches Essverhalten und die Glaubenssätze dahinter und Sie bekommen ein tieferes Verständnis für viele innere Prozesse, die durch Ihre Ernährung ausgelöst werden. Das Führen des Tagebuchs ist eine Reise zu Ihnen selbst und zu Ihrem selbstbestimmten Essen. Sie werden Ihren Körper besser kennenlernen und die für

Sie wichtigen Zusammenhänge erkennen. Die Aufzeichnungen können auch für Ihren Ernährungscoach oder Heilpraktiker eine gute Datenbasis liefern, um Sie optimal zu unterstützen. Sie können damit Ihre Kostversuche dokumentieren und die fast unvermeidlichen Fehler aufspüren. Zudem werden Sie in Ihrem Tagebuch Fortschritte ablesen können und klarer sehen, was zu tun ist.

DAS WICHTIGSTE IN KÜRZE

- Vervielfältigen oder digitalisieren Sie sich die Vorlage in der hinteren Umschlagklappe oder nutzen Sie den Download auf unserer Webpräsenz www.ernaehrung-heilen.de.
- Aktualisieren Sie Ihr Ernährungstagebuch mindestens zwei Mal täglich.
- Notieren Sie für die jeweilige Tageszeit alles, was Sie essen und trinken. Exakte Zeitangaben sind nur in Ausnahmen nötig.
- Notieren Sie knapp und präzise: »Salamibrot mit Butter« statt »Wurstbrot«. Geben Sie beim ersten Eintrag Details mit an: »1 Wasser (0,2 l Leitungswasser)«, danach nur noch Veränderungen: »1 Wasser (0,7 l Mineralwasser)«.
- Mengenangaben in Stück/Portionen sind ausreichend: »1 Apfel« statt »150 g Apfel«.
- Bei Gerichten notieren Sie bitte auch die Zutaten: »1 Teller Suppe (Brokkoli, Sahne, Kartoffel, Zwiebel, Sonnenblumenkerne, Gartenkräuter)«, bei Wiederholung nur

EIN SELBSTVERSUCH ZUM EINSTIEG

Nehmen Sie sich etwas Zeit und starten Sie die Arbeit mit dem Ernährungstagebuch mit einem kleinen Selbstversuch. Stellen Sie sich dabei folgende Fragen:

- Was genau habe ich in den vergangenen drei Tagen gegessen – Frühstück, Mittag-, Abendessen?
- Was habe ich zwischendurch noch gegessen?
- Was genau habe ich getrunken?
- Welche Zutaten waren in den Gerichten?
- Welche Gemeinsamkeiten haben diese Zutaten?

Vermutlich hatten Sie gerade Mühe, sich an alle Details zu erinnern. Kein Problem. Denn dieser kleine Versuch soll Ihnen zeigen, dass es ziemlich aussichtslos ist, ohne Aufzeichnungen der Lösung näher zu kommen. Dass wir nach den letzten drei Tagen gefragt haben, hat übrigens noch einen Grund: So lange kann es nach einem Problemstoffkontakt dauern, bis Beschwerden auftreten. Wenn Sie nicht zufällig über ein fotografisches Gedächtnis verfügen, werden Sie das nicht ohne Aufzeichnungen verknüpfen können. Legen Sie Ihr Ernährungstagebuch also am besten gleich an.

Veränderungen wie »Rest von gestern aufgewärmt«.

- Notieren Sie auch scheinbar harmlose Kleinigkeiten wie »Salbeibonbon«, »Fruchtbärchen«, »Emmentaler, Kostprobe Supermarkt«.
- Zutatenlisten auf Fertigprodukten können Sie ausschneiden und dazukleben oder als Foto anhängen.
- Notieren Sie unter »Medikamente und Sonstiges« einmalig alle aktuell eingenommenen Arzneimittel, Nahrungsergänzungsmittel, Antibabypille. Unregelmäßiges wie Zigarettenkonsum notieren Sie mit Zeitangabe. Sollten Sie unter dem Pica-Syndrom leiden, gehören Haare, Papier, Erde oder anderes ebenfalls in diese Sparte. Auch essbares Gleitgel und alles andere, was Sie möglicherweise zu sich nehmen, sollte hier stehen.
- Notieren Sie unter »Befinden« alle Auffälligkeiten so, dass der zeitliche Zusammenhang klar ist, exakte Zeitangaben sind dann nicht nötig.
- Notieren Sie unter »Besonderheiten im Tageslauf« die wichtigsten positiv bewegenden und unangenehmen Ereignisse wie Beginn der Menstruation, Infekte, stressige Berufssituationen.
- Halten Sie am Ende des Tages die Gefühle, Gedanken und Erkenntnisse fest, die Ihnen beim Nachspüren über Ihr Essen kommen.
- Beginnen Sie mit dem Ernährungstagebuch so bald wie möglich.

Erste Hürde – Scham

Ihre Art zu essen ist, wie sie ist! Nicht gut, nicht schlecht. Ein gutes Ernährungstagebuch erzählt, was wirklich passiert. Vielleicht gibt es gerade nichts, das geändert werden muss an Ihrem Essen. Vielleicht sind Sie zurzeit aber auch gar nicht stolz auf sich. Mit dem Ernährungstagebuch begegnen Sie sich selbst in Ihrer Esswirklichkeit. Möglicherweise werden Ihnen Sätze in den Kopf springen wie »Das muss der Ernährungscoach jetzt nicht wissen«. Wenn Sie dann Ihre Aufzeichnungen schönen und beispielsweise einen Essanfall weglassen, geht es Ihnen zwar kurz besser. Der Preis dafür ist aber, dass Sie auf dem Weg zu einer selbstbestimmten Ernährung nicht vorankommen.

Zweite Hürde – daran denken

Überhaupt daran zu denken, ist oft die größte Hürde beim Führen des Ernährungstagebuchs. Es dauert, bis sich eine Routine entwickelt und automatisiert. Um in diese Routine zu finden, können Sie sich vom Handy erinnern lassen, Sticker anbringen oder Ihre Tagebuchvorlage beim Esstisch bereitlegen. Wenn Sie unterwegs sind, können Sie Fotos machen, um später nichts zu vergessen. Wenn sich etwas nicht mehr rekonstruieren lässt, dann geht Ehrlichkeit vor Vollständigkeit. Wenn Sie jedoch anfangen, vergesslich zu werden, obwohl Sie bereits routiniert sind, ist dies möglicherweise eine Verhinderungsstrategie. Klären Sie dann unbedingt, was Sie unbewusst verbergen oder verhindern wollen. Finden Sie sich nicht ab mit den üblichen Beschwichtigungen »Ich hatte keine Zeit« oder »Kann doch mal vorkommen«. Übernehmen Sie Verantwortung für Ihr Tun.

Dritte Hürde – Kleinigkeiten

Gerade die kleinen Mood Foods, also das, was Sie zwischendurch für die gute Laune essen und trinken, werden leicht verdrängt, weil wir sie oft ohne Aufmerksamkeit essen. Der Müsliriegel am PC, die Grissinis beim Gespräch an der Bar, der Wein beim Spielfilm, die Schokolade beim Telefonieren …
Doch gerade in diesen Kleinigkeiten sind oft unsere Problemsubstanzen enthalten. Es ist also wichtig, dass Sie mit dem konsequenten Aufschreiben Licht in dieses Halbdunkel des automatisierten In-den-Mund-Schiebens bringen. Abgesehen davon führt Essen ohne Aufmerksamkeit ja auch zum Überessen, weil ohne Aufmerksamkeit auch keine richtige Sättigung eintritt. Doch keine Sorge, sobald Sie wissen, was für Sie unbekömmlich ist, können Sie sich Ihre Mood-Food-Gelegenheiten wieder einrichten. Ihr Ernährungscoach wird Sie dabei unterstützen.

Mehr Selbstbestimmung

Mit dem konsequenten Aufschreiben beleuchten Sie nach und nach Ihre Essgewohnheiten. Zunächst sehen Sie klar, was Sie wirklich tun. Mit dem Reflektieren darüber spüren Sie dann auch die Konditionierungen und Glaubenssätze dahinter auf. Anfänglich sind das einzelne Bilder oder Sätze aus der Vergangenheit. Mit jedem Reflektieren kommt Neues dazu, sodass Sie allmählich das Bild zusammensetzen können. Wenn Sie die Ursprünge Ihrer Gewohnheiten in Ihrer Vergangenheit verstehen, dann können Sie sich von den dazugehörigen Glaubenssätzen lösen und sind bereit für mögliche neue Wege.

UNKLARE BESCHWERDEN AUFKLÄREN

Schon beim Lesen der Tabelle »Allergien – Histaminintoleranz – und andere Intoleranzen« auf **Seite 44** wird Ihnen aufgefallen sein, dass Beschwerdebilder recht diffus sein können und einander häufig ähneln. Das Ernährungstagebuch kann Ihnen helfen, die Ursachen für unklare Beschwerdebilder zu finden.

Die Diagnose

Wenn Sie einen Apfel essen, dabei ein Kribbeln im Mund spüren und danach der Hals anschwillt, dann ist es ziemlich sicher eine Allergie gegen Äpfel. Doch was, wenn Sie immer wieder ein dumpfes Drücken haben, sich unangenehm voll fühlen, der Bauch sich wölbt und Sie sich dabei müde und schlapp fühlen? Wenn Sie am nächsten Tag mit Kopfschmerzen aufwachen und sich verkatert fühlen – und das alles ein- bis zweimal im Monat? War es nun der Kaffee? War das Abendessen schlecht?

In dieser Situation erinnern Sie sich dann vielleicht, dass Sie etwas gelesen haben über ATIs (Amylase-Trypsin-Inhibitoren) und über Salicylate, Sulfite, FODMAPs oder was sonst gerade aktuell diskutiert wird. Und vermutlich passen Ihre Beschwerden wegen der eingangs erwähnten Ähnlichkeiten sogar zu den Beschreibungen. So können Sie sich nun die nächsten Jahre durch die Ernährungslandschaft arbeiten, bis Sie das Thema leid sind und es vorziehen, Ihre Beschwerden nach Kräften zu ignorieren. Oder Sie gehen zu Ihrem Arzt, so wie Doris, die unter unklaren Bauchbeschwerden litt.

Beispielfall Doris

»Erst meinte der Arzt, ich solle es mit Baldriankapseln versuchen … der Stress und so. Er hat mir noch ein Migränemittel mitgegeben, weil er normale Kopfschmerzmittel ja gar nicht verordnen darf. Aber der Bauch wurde nur kurz etwas besser. Auch das Mittel hab ich nicht wirklich vertragen. Nach ein paar Besuchen hat er dann von Psychotherapie geredet. Aber da war ich ja bereits. Also hat er gleich Psychopharmaka aufgeschrieben. Und davon ist es auch tatsächlich besser geworden. (Anmerkung: Psychopharmaka dämpfen auch das Bauchnervensystem und reduzieren so auch Bauchbeschwerden. Den Ursachen wird damit aber nicht auf den Grund gegangen.) Mit Psychopharmaka läufst du wie ferngesteuert durch den Tag und nach vier Monaten hatte ich zwei Kleidergrößen mehr. Das hatte mir der Arzt nicht gesagt. Also wieder absetzen.

Danach ging's mir erst recht schlecht. Davon hat der Arzt auch nichts gesagt. … Inzwischen habe ich, glaube ich, alle Ärzte durch.«

EIN LANGER WEG

Oft dauert es Jahre, bis bei unklaren Bauchbeschwerden eine korrekte Diagnose gestellt wird und damit eine geeignete Ernährung möglich ist. Finden sich keine organischen Veränderungen, wird meist die Diagnose Reizdarmsyndrom vergeben. Doch Reizdarm ist eine Ausschlussdiagnose, was bedeutet, dass man eben nicht weiß, warum die Bauchbeschwerden bestehen. Zugegeben, ein wenig detektivischen Spürsinn und Ausdauer braucht es, um sich zu den Ursachen durchzuarbeiten. Doch mit einer systematischen Herangehensweise finden sie sich in den allermeisten Fällen. Als Hochsensible müssen wir dabei die Dynamik von Aktivierung und Sensitivierung (siehe Seite 16) im Blick behalten. Andererseits haben wir mit den Dopaminagonisten und den biogenen Aminen auch bereits einige mögliche Verdächtige.

WIE HILFT MIR DER ARZT ODER HEILPRAKTIKER?

Die richtigen Hinweise zur Aufklärung unklarer Beschwerden finden sich meist erst, wenn der Arzt oder Heilpraktiker einen Einblick in Ihre Lebenswelt bekommt. Das geschieht in der Anamnese, dem diagnostischen Gespräch. Was bessert die Beschwerden, was verschlechtert sie? In welcher Lebenssituation befinden Sie sich? Welche Belastungsfaktoren, Besonderheiten, Vorerkrankungen gibt es? Bei gutem Zuhören lassen sich aus den Antworten auf diese Fragen schon viele Rückschlüsse auf Ihre Beschwerden ziehen. Das Diagnosegespräch sollte deshalb immer am Anfang einer Konsultation stehen.

Erst dabei tauchen dann möglicherweise auch Fragen auf, die in weitergehenden Untersuchungen oder mit Laborbefunden geklärt werden können und müssen.

Jede gute Behandlung beginnt mit einer guten Diagnose.

Beispielfall Martin

Martin, 22, steht vor dem Abitur und hat bereits mehrere missglückte Berufsversuche hinter sich. Er kommt in Bernhards Praxis, um seine geistige Leistung zu optimieren. Nebenbei erzählt er von wiederkehrenden Durchfällen. Er hat bereits Verschiedenes probiert, ohne echten Erfolg. Auf Nachfrage berichtet er auch von gelegentlichen lehmfarbenen Partien in den Stühlen.

Ursachensuche

Würde bei Martin nun direkt eine Stuhluntersuchung stattfinden und dabei die Galle im Stuhl bestimmt werden, so würde der Wert wahrscheinlich etwas niedrig ausfallen, weil ja von mehreren Stellen – also auch aus den lehmfarbenen Partien – Proben genommen werden. Möglicherweise würde dann ein Bittermittel zur Anregung der Galle gegeben werden. Aus dem vor weiteren Untersuchungen geführten Gespräch hingegen konnte abgeleitet werden, dass hier Gallensteine vorliegen könnten. Bittermittel bei Gallensteinen sind jedoch riskant.

HITLISTE

Erstellen Sie deshalb zunächst immer eine Hitliste der wahrscheinlichen Ursachen. Erkundigen Sie sich, welche Diagnosen zu Ihren Beschwerden passen und was konkret für die jeweiligen Diagnosen spricht. Je mehr Gründe es für eine bestimmte Diagnose gibt und je gewichtiger sie sind, desto wichtiger ist die Abklärung. Fachärztliche Befunde helfen Ihnen, indem sie bestimmte Gesundheitsprobleme ausschließen. So kann der Allergologe bei der Unterscheidung von Intoleranz und Allergie helfen. Die gastroenterologische Abklärung kann organische Ursachen im Magen-Darm-Trakt ausschließen. Auf diese Weise wird der Kreis der möglichen Ursachen systematisch eingegrenzt. Im Fall von Martin könnte die Hitliste so aussehen:

Gallengangsspasmen – Martin berichtet, dass die Umschulung ihn stark beansprucht, damit sind Verkrampfungen der Gallengänge am wahrscheinlichsten.

Mangelnde Gallenbildung – Es gibt Vorbefunde mit deutlich erhöhten Leberwerten und auch eine Leberschwäche durch die

Belastung aus dem Darm bei anhaltenden Verdauungsstörungen führt zu Gallenmangel.

Gallengangsteine – Martins Alter spricht eher dagegen, dennoch ist eine Abklärung sinnvoll.

Gluten und Milcheiweiß – Martin ist hochsensibel, Allergien sind nicht bekannt. Die bei Hochsensiblen am häufigsten auftretenden Intoleranzen gegen Gluten und Milcheiweiß sind deshalb zu überprüfen.

Histamin, Glutamat, Zusatzstoffe – Die Durchfälle traten nach Mahlzeiten vom Lieferservice auf. Da Reaktionen auf diese Stoffe bei Hochsensiblen häufiger zu finden sind, ist auch dies abzuklären.

Störung des Darmmikrobioms – Als alleiniger Grund tritt sie meist nach einer Antibiotikabehandlung auf als Candidosis oder Überwucherung mit Fäulniskeimen. Die nähere Abklärung erfolgt, nachdem der Gallenfluss wiederhergestellt ist.

Darmparasiten – Ein vager Anhaltspunkt sind Aufenthalte in Indien; gegebenenfalls Abklärung mit einer Stuhluntersuchung im Labor.

Chronisch entzündliche Erkrankungen des Darms – insgesamt wenig wahrscheinlich, Abklärung erst, wenn alle anderen Positionen ergebnislos waren.

TREFFER – UND NUN?

Bei Martin hat sich Gluten als Problemstoff ermitteln lassen. Nach zwei Wochen vollständigen Verzichts war der Durchfall nach einer Portion Pasta sogar stärker als sonst. Danach

ZÖLIAKIE

Zwar ist die Behandlung der Zöliakie (Glutenunverträglichkeit) dieselbe wie die der Intoleranz, doch kann es hilfreich sein, sich eine Zöliakie attestieren zu lassen, zum Beispiel im Zusammenhang mit Berufsunfähigkeit oder Schwerbehinderung. Eine Zöliakie kann jedoch nur nach einer längeren Glutenbelastung diagnostiziert werden, sodass eine Abklärung, wenn Sie Ihre Kost bereits umgestellt haben, ein reichlich unangenehmes Unterfangen ist. Falls Sie einen Antikörpertest machen lassen, beachten Sie, dass es beim Bluttest sogenannte falsch negative Befunde geben kann. »Falsch negativ« bedeutet, dass die Laborwerte im Normalbereich liegen, obwohl eine Zöliakie vorliegt.

begann die Umstellung der Kost sowie die Behandlung der entstandenen Organschäden. Stellt man nur die Kost um, führt dies zu einer stark verzögerten Besserung.

Bei Martin musste zudem geklärt werden, ob es sich bei ihm um eine Intoleranz, Allergie oder eine Zöliakie handelt Die gefundenen Auslöser wurden integriert in eine fortlaufende Kostoptimierung (siehe Seite 111) und so konnte schrittweise die passende Kost für Martin entwickelt werden.

Auf den Bauch vertrauen

Im Sommer 2018 meldete sich Martin zurück. Er war verunsichert, weil in einem Blog einhundert glutenfreie Schokoladen vorgestellt wurden, darunter etliche, die von den Herstellern als glutenkontaminiert deklariert werden. Hier konnte Bernhard ihm aus eigener Erfahrung weiterhelfen: Sein Bauch hat bereits diverse solcher Schokoladen als tatsächlich kontaminiert erkannt. Und er vertraut seinem Bauch mehr als Bloggern und Experten aller Art.

Gerade auf dem Weg zur richtigen Kost ist es wichtig, der eigenen Wahrnehmung zu vertrauen. Wenn der Magen drückt, ist das keine Überempfindlichkeit, sondern es gibt echte Gründe dafür. Diese müssen natürlich nicht zwingend mit Essen in Zusammenhang stehen. Auch Stress und andere Einflüsse können einem wie ein Stein im Magen liegen.

Wenn der Bauch Nein sagt, dann hat er einen guten Grund.

Gehe zurück auf Anfang

Doch was tun, wenn die Hitliste abgearbeitet ist und noch immer keine Ursache gefunden wurde? Nun, Ergebnislosigkeit bedeutet immer, dass wichtige Details übersehen wurden oder bei der Abklärung Fehler unterlaufen sind. Dann ist es wie beim Monopoly: Gehe zurück auf Anfang! Stellen Sie dann mit den bisherigen Erkenntnissen eine neue Hitliste auf und beachten Sie folgende Fragen, bei deren Beantwortung Ihnen das Ernährungstagebuch eine wichtige Hilfe sein wird:

- Wurde ein Zusammenhang mit anderen Erkrankungen übersehen?
- Gibt es Faktoren außerhalb des Essens – Spülmittelrückstände, Kosmetika, Trinkwasser, Sextoys, Wohnraumgifte, Zahnersatz, mangelndes Kauen, Medikamente –, die die Beschwerden auslösen könnten?
- Verhindert ein gestörtes Darmmikrobiom die Besserung?

Störungsketten

Besteht ein Krankheitsprozess längere Zeit, dann entstehen aus der ursprünglichen Störung weitere Störungen. So entwickelt sich beispielsweise aus einer ursprünglich vorhandenen Intoleranz auf andere Nahrungsmittel durch die Schädigung der Darmschleimhaut meist auch eine Laktoseintoleranz. Durch die gestörte Verdauung kommt es dann unter anderem zu einer Leberschwäche oder Gallenblasenentzündung. Dadurch verändert sich das Gesamterscheinungsbild im Laufe der Zeit. Stellen Sie sich das vor als Ursachenkette, die Sie nun Glied für Glied wieder abtragen müssen. Dabei gehen Sie am besten von beiden Enden her vor. Betrachten Sie sowohl das jetzt Sichtbare als auch die möglicherweise ursprüngliche erste Ursache. Bleibt eine Behandlung erfolglos, kann das immer auch an der Ursachenverkettung liegen.

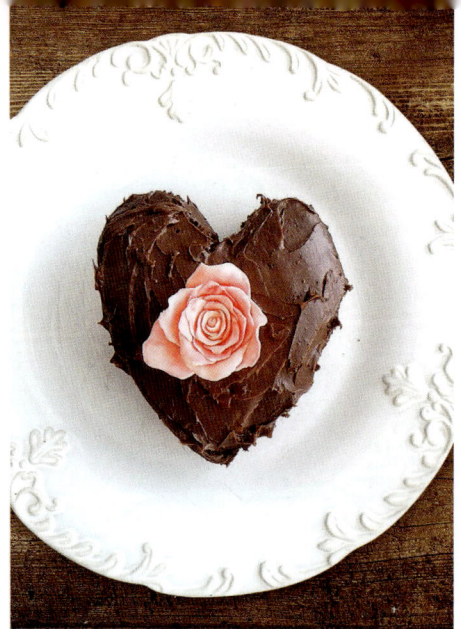

Mit Bedacht genießen: Die Bedürfnisse hochsensibler Menschen beflügeln in der Küche zu neuen Kreationen.

MUSTER FINDEN UND KOSTVERSUCH STARTEN

Zum Auffinden von Mustern analysieren wir dann das Ernährungstagebuch. Unter Mustern verstehen wir die Immer-wenn-dann-Zusammenhänge zwischen Nahrungsmitteln oder Ereignissen und Beschwerden. Wir beginnen mit der Suche dort, wo die Beschwerden auftraten, und schauen, was vor dem Auftreten der Beschwerden passierte. Dabei sind mindestens zwei bis drei Tage zu überprüfen und mit den weiteren Beschwerdeepisoden abzugleichen. Die Grundfrage lautet: »Was verbindet die Nahrungsmittel oder Umstände der aktuellen Beschwerdeepisode mit den weiteren Episoden?«

Der Kostversuch

Haben wir schließlich die Substanz ausgemacht, die unter dem Verdacht steht, Beschwerden auszulösen, wird dieser Verdacht mit einem Kostversuch überprüft.

KARENZ- ODER ELIMINATIONSPHASE

Im ersten Schritt des Kostversuchs wird die Substanz aus der Kost entfernt. Diese Vermeidung nennt man Karenz oder auch Elimination. Dabei muss zwischen zwei Gruppen von Auslösern unterschieden werden:
Die erste Gruppe sind Stoffe, die vollständig entfernt werden müssen. Das betrifft Gluten, Milcheiweiß und Nahrungsmittelallergene. Hier müssen auch Kontaminationen verhindert werden.
Die zweite Gruppe umfasst Stoffe wie Histamin, andere biogene Amine, Glutamat und Salicylat. Hier ist es nicht möglich, die Stoffe vollständig zu eliminieren, und auch nicht nötig. Die Kost ist aber so zu gestalten, dass die Stoffe möglichst umfassend vermieden werden. Nur so kann schließlich eine Aussage über die Bedeutung des Problemstoffs für Gesundheit und Wohlbefinden gemacht werden. Manche Stoffe können nur als Gruppe getestet werden. Dazu gehören Gluten und Milcheiweiß. Besteht gegen beide Stoffe eine Sensitivität, bessern sich die Beschwerden kaum bei der Elimination nur eines der beiden Stoffe. Man beginnt dementsprechend mit einer kombinierten Karenz und führt dann nacheinander Provokationen durch.

PROVOKATION

Die Karenz kann mit einer Provokation abgeschlossen werden, wenn noch Zweifel an der Bedeutsamkeit bestehen. Das heißt, der Problemstoff wird in großer Menge mit dem Essen aufgenommen und die entsprechende Reaktion überprüft.

Vielfach kann auf die Provokation aber verzichtet werden, zum Beispiel, weil bereits während der Karenz Kostfehler mit eindeutigen Reaktionen gemacht wurden.

Sowohl die Karenz als auch die Provokation werden im Ernährungstagebuch dokumentiert, damit Fehlern gegebenenfalls leicht auf die Spur zu kommen ist.

OPTIMIERUNGSPHASE

Sind nach den Kostversuchen die bedeutsamen Problemstoffe bekannt, gilt es die Kost entsprechend zu optimieren. In dieser Phase geht es darum, die entfallenen Nahrungsmittel zu ersetzen und das Niveau der Ernährung grundsätzlich anzuheben auf den tatsächlichen Vitalstoffbedarf.

Das Ernährungstagebuch muss in dieser Phase nicht mehr kontinuierlich geführt werden. Nur bei wieder auftretenden Beschwerden wird auch wieder dokumentiert.

Die Kost wird nun erweitert um neue Nahrungsmittel und neue Gerichte, um schließlich wieder zu einer genussvollen und vollwertigen Ernährung zu gelangen. Auch eine Verbesserung der Tischkultur und des Kauens können zu dieser Optimierung gehören.

ACHTUNG:

Führen Sie keine Provokation mit starken Allergenen durch! Es sind lebensbedrohliche Reaktionen möglich!

Außerdem ist es wichtig, dass Sie sich nun auch umfassendes Wissen zu Ihrer Unverträglichkeit aneignen.

INTEGRATIONSPHASE

Im letzten Schritt verschiebt sich der Fokus dann zurück von der Ernährung zum Essen. Jetzt geht es um die ganz persönliche Verarbeitung. Nach möglicherweise langem Leiden haben Sie nun die Ursache Ihrer Beschwerden gefunden und sind zunächst erleichtert. Das gibt Ihnen ein Stück Selbstbestimmung zurück und Sie wissen nun, was zu tun ist. Zugleich werden andere Aspekte in den Mittelpunkt treten, vielleicht weil Menschen aus dem persönlichen Umfeld auf die Veränderung verständnislos reagieren oder weil sich offenbart, dass das Geschehen auch Traumatisierungen hinterlassen hat.

NEUANFANG

Der Schritt zu einer Zukunft »mit-ohne« bringt auch ein Abschiednehmen von geliebten Dingen mit sich. Da will auch eine Aussöhnung mit dem jahrelangen Leid durch Nichtwissen, Nichtverstehen und mangelndes Einfühlen ihren Platz finden. In der Essbiografie gibt es Dinge neu zu bewerten und womöglich ist auch der weitere Lebensweg zu überdenken. Hier ist die reflektierende Arbeit mit dem Ernährungstagebuch eine gute Basis. Auch einschlägige Workshops sind an dieser Stelle empfehlenswert.

Typische Fehlerquellen

Kostfehler: Es ist durchaus so, dass während eines Kostversuchs anfänglich Kostfehler gemacht werden. Irgendwie traut man der Sache noch nicht so recht oder man will sie nicht wahrhaben und isst wider besseres Wissen etwas mit dem Problemstoff. Auch zwischendurch passieren Fehler, weil man noch nicht sensibilisiert genug ist für die Quellen des Problemstoffs. Wer vermutet schon Gluten in Gummibärchen oder Lippenstift? Und wer kommt schon darauf, Schimmel in der Kaffeemaschine zu vermuten? Machen Sie sich also schlau über Ihren Problemstoff und werden Sie Experte in eigener Sache.

Die Rolle des Darmmikrobioms wird unterschätzt: Auch wenn der richtige Stoff erkannt und vermieden wird, können die Beschwerden zunächst bestehen bleiben, weil sie von einem gestörten Mikrobiom weiter aufrechterhalten werden. Führen Sie dann zunächst eine Darmsanierung durch und wiederholen Sie den Kostversuch.

Kontaminationen werden übersehen: Bei Kostversuchen mit Gluten und Kasein sowie bei Allergien müssen auch Spuren der Stoffe konsequent vermieden werden. Werden solche Kostversuche nicht konsequent gehandhabt, bestehen die Beschwerden weiter und der Kostversuch kommt zu keinem eindeutigen Ergebnis.

Gluten-Milcheiweiß-Koppelung: Besteht der Verdacht auf eine Intoleranz gegen Gluten und Milcheiweiß, so muss ein Auslassversuch (Karenz) mit beidem, Gluten und Milcheiweiß, zugleich beginnen. Verbliebe beispielsweise Milcheiweiß in der Nahrung, könnten die Beschwerden unverändert weiterbestehen trotz erfolgreicher Glutenkarenz. Das würde dann zu falschen Schlüssen führen.

Man beginnt deshalb mit einer kombinierten Gluten- und Milchkarenz. Stellt sich eine Beschwerdebesserung ein, so kann eine Provokation Klarheit schaffen. Dazu isst man jeweils einmalig eine größere Menge Milcheiweiß beziehungsweise Gluten.

Prima-Weizenstärke in Produkten, die als glutenfrei gekennzeichnet sind: Prima-Weizenstärke gilt zwar als glutenfrei, doch wird sie bei Gluten-Intoleranz oft ebenfalls nicht vertragen.

Übervermeidung durch Antikörpertests: Bei sogenannten IgG-Tests, mit denen untersucht wird, ob sich im Blut des Getesteten bestimmte Antikörper befinden, gibt es zahlreiche positive Ergebnisse, die in der Praxis aber nicht zu Beschwerden führen. Orientiert man sich nur an den Laborergebnissen, kann es zu einer Übervermeidung von Nahrungsmitteln kommen, die das Leben unnötig erschwert und uns Genussmomente verwehrt.

ZUORDNUNG VON MUSTERN BEI UNVERTRÄGLICHKEITEN

Dieser Tabelle können Sie typische Kombinationen von Nahrungsmitteln und unverträglichen Substanzen entnehmen, um sie mit Ihren Aufzeichnungen abzugleichen und Ihren Problemnahrungsmitteln auf die Spur zu kommen. Es müssen nicht alle angegebenen Nahrungsmittel individuell Beschwerden verursachen und es gibt weitere mögliche Verknüpfungen. Die Tabelle kann Ihnen auch helfen, in die richtige Richtung zu denken. Allergische Reaktionen sind hier nicht berücksichtigt.

Problemstoff	Nahrungsmittel oder Substanzen, die Beschwerden verursachen bei Intoleranz	Besonderheiten
Gluten	Seitan, Weizen, Dinkel, Emmer, Grünkern, Kamut®, Roggen, Gerste und Triticale sowie alle Produkte daraus, außerdem Kontaminationen mit Gluten	Hirse, Reis, Mais, Buchweizen, Kartoffeln werden unbegrenzt toleriert.
Alpha-S1-Kasein, Milcheiweiß	Alle Kuhmilch- und Schafmilchprodukte sowie Kontaminationen mit Milchprotein	Ziegenmilchprodukte verursachen nur geringe oder gar keine Beschwerden. Die Beschwerden nach stark fermentierten und gereiften Käsen sind milder als die nach dem Genuss von jüngerem Käse.
Histamin	Nicht schlachtfrischer Fisch, gereifter Käse, gereiftes Fleisch, Pökel- und Räucherwaren, Sauerkraut, Hefeextrakt, Thunfisch	Sehr frisch werden die Nahrungsmittel gut toleriert. Alles Fermentierte, Gepökelte, Geräucherte und Gereifte macht Probleme. Alkohol, Koffein und andere biogene Amine können die Beschwerden verschlimmern (diese Wirkung kann gering ausgeprägt sein).
Octopamin	Weichtiere, Insekten, Zitrusschalen, Pflaumen, Tomaten, Spinat	Koffein und Phenetylamin wirken verstärkend.

Problemstoff	Nahrungsmittel oder Substanzen, die Beschwerden verursachen bei Intoleranz	Besonderheiten
Tyramin	Mit Zartmacher behandeltes Fleisch, Leber, Pökel- und Räucherwurst, Räucherfisch, Sardellen, Kaviar, Hefeextrakt, Sojasauce, Pilze, Käse, Schalentiere, Schnecken, Trockenobst, Schokolade, Bier, Bananen, milchsaure Produkte, Erdnüsse, Mandeln, Pistazien, Auberginen, Tomaten, Avocados, Ananas, Papayas	Sehr frisches Fleisch, Fisch, Pilze, hefefreie Backwaren, Nudeln und Frischmilch werden gut toleriert. Tyramin ist eng mit Histamin vergesellschaftet.
Phenetylamin, Phenylethylamin	Schokolade, Käse, Bittermandelöl, Orangenschalen, Fleischextrakt	Aspartam wird möglicherweise ebenfalls nicht toleriert.
Sonstige biogene Amine	Notreifes Obst, besonders Südfrüchte, Schokolade	Kleine Mengen vollreif geerntetes frisches Obst werden gut toleriert. Die Histaminwirkung wird verstärkt.
Glutamat	Stärker gereifte Käse, Pilze, Erdnüsse, Hefeextrakt, Tomatenmark, Sojasauce, Walnüsse, asiatische Speisen, Zusatzstoffe E620–E625, Proteinextrakte	Magnesiummangel und der Süßstoff Aspartam verstärken die Beschwerden.
Salicylate	Schwarzer Tee, Pfefferminze, Oliven, mentholhaltige Produkte, Wein, Paprikapulver, Cassia-Zimt, schwarzer Pfeffer, Champignons, Tomaten, Radieschen, Orangen, Ananas, Datteln, Trauben, Aprikosen, Kirschen, Pflaumen, Himbeeren, Johannisbeeren, Cranberrys, Mandarinen, Anis, Senf, Ingwer, Kurkuma, Salbei, Oregano, Basilikum	Typisch sind die gleichzeitige Intoleranz gegen Acetylsalicylsäure (ASS, Kopfschmerzmittel) sowie unterschiedlich ausgeprägte Beschwerden durch Reinigungsmittel, Kosmetika oder Mittel für Einreibungen. Zahlreiche Früchte und Gemüse werden nicht vertragen.
Oxalate	Kakao, Erdnüsse, Spinat, Rhabarber, Mandeln, Hirse, Sesam, Rote Beten, Mangold, Sauerampfer, Süßkartoffeln, Sojamilch, Sternfrüchte, Feigen, Tomaten, Hülsenfrüchte, Sauerampfer, Sauerklee	Die Einnahme von Vitamin C oder Fruchtzucker verstärkt die Beschwerden.
Fruktose	Rosinen, Datteln, Honig, Apfelsaft, Feigen, Kirschen, Brombeeren, Quitten, Pflaumen, Äpfel	Raffinadezucker verbessert die Toleranz (Marmelade wird besser toleriert als Frisch- oder Trockenobst).

Problemstoff	Nahrungsmittel oder Substanzen, die Beschwerden verursachen bei Intoleranz	Besonderheiten
Inulin	Topinambur, Schwarzwurzeln, Yacon-sirup, Pastinaken, Produkte mit Inulinzusatz (Wurstwaren, Probiotika)	Die Blätter und Blüten der betreffen-den Pflanzen werden toleriert.
Stachyose	Sojabohnen, Lupinen, Linsen, Boh-nenkerne, Manna	Die Toleranz von Frukto-Oligo-Sacchariden (FOS) betrifft vor allem Hülsenfrüchte.
Raffinose	Trockenerbsen, Bohnenkerne, Kürbisse	
Laktose	Tiermilch aller Arten, Joghurt, Frisch-käse	Stärker fermentierte Käse machen keine, milchsaure Produkte nur milde Beschwerden.
Mannose	Manna, Heidelbeeren, Preiselbeeren, Shiitake-Pilze, Birkensaft	
Sorbit, Sorbitol	Sorbithaltige Nahrungsmittel (Kau-gummi, Dragees), Trockenobst (Pflaumen, Äpfel, Pfirsiche, Apriko-sen), Ebereschen, Pflaumen, Birnen	Sorbit verstärkt vor allem die Reak-tion auf Fruktose, eine isolierte Sorbitunverträglichkeit ist unwahr-scheinlich.
Schimmeltoxine	Kaffee, Kakao, weißer Pfeffer, Schokolade, Hefen, Aroma als Zusatz in Produkten, Edelschimmelkäse	Sehr sauber erzeugte Qualität wird problemlos toleriert. Häufig besteht eine Kreuzreaktion mit Schimmel in Wohnräumen, Speisepilzen, Hefen. Dinkel wird bes-ser vertragen als Weizen.

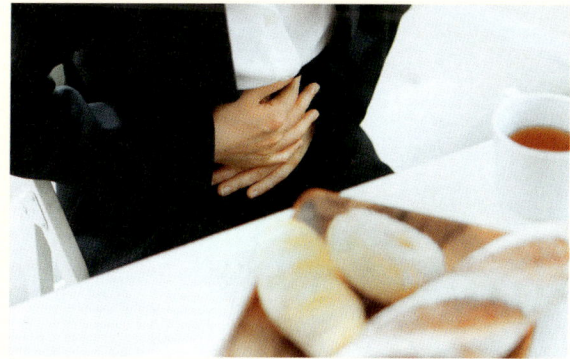

Den Ursachen auf den Grund gehen – machen Sie Ihre
Problemnahrungsmittel ausfindig. Es lohnt sich!

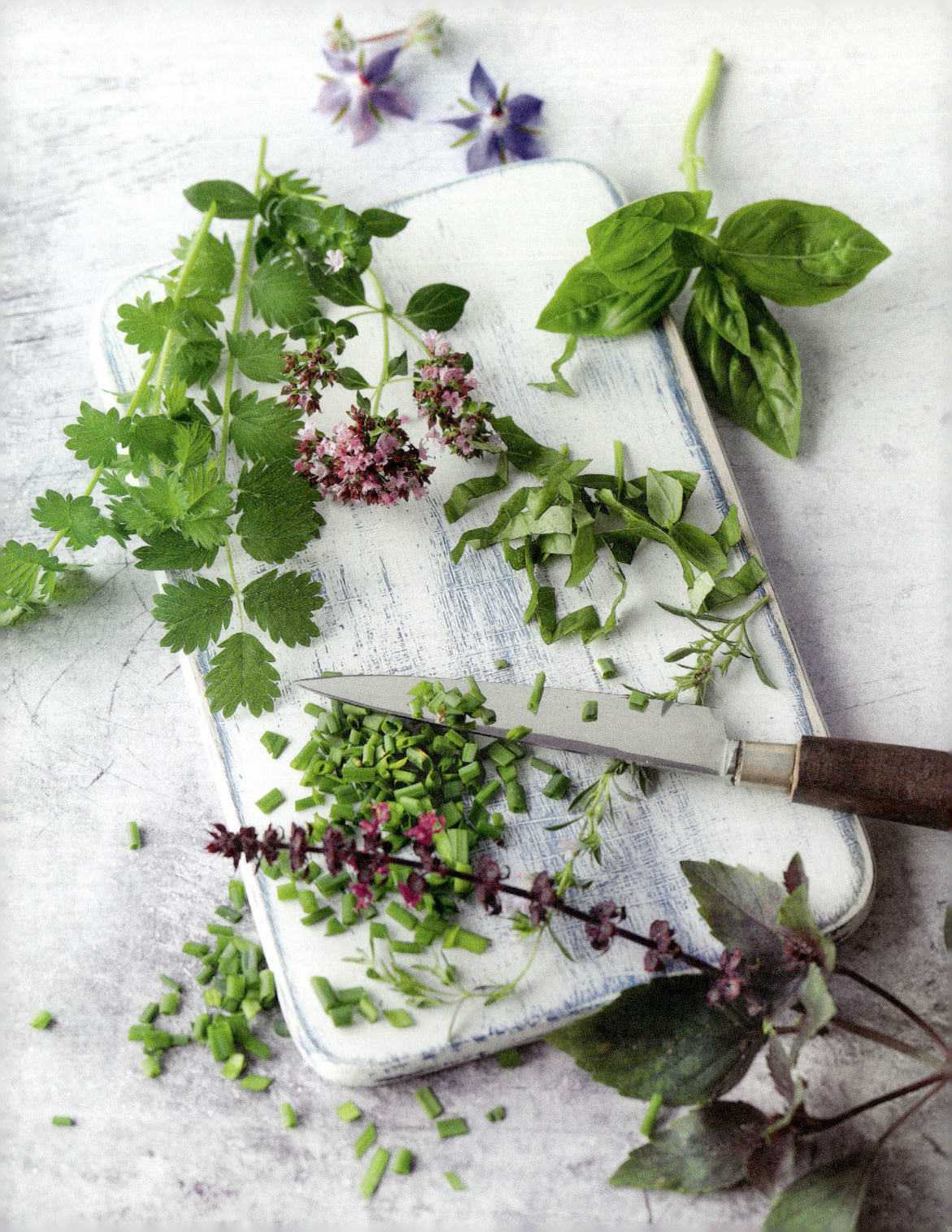

KLEINES KÜCHEN-BREVIER

Die Zubereitung entscheidet nicht nur darüber, wie unser Essen schmeckt, sondern auch darüber, wie bekömmlich es ist. Profitieren Sie von Bernhards langjähriger Küchenerfahrung und entdecken Sie seine Zubereitungsmethoden und Rezepte für hochsensible Kostbedürfnisse.

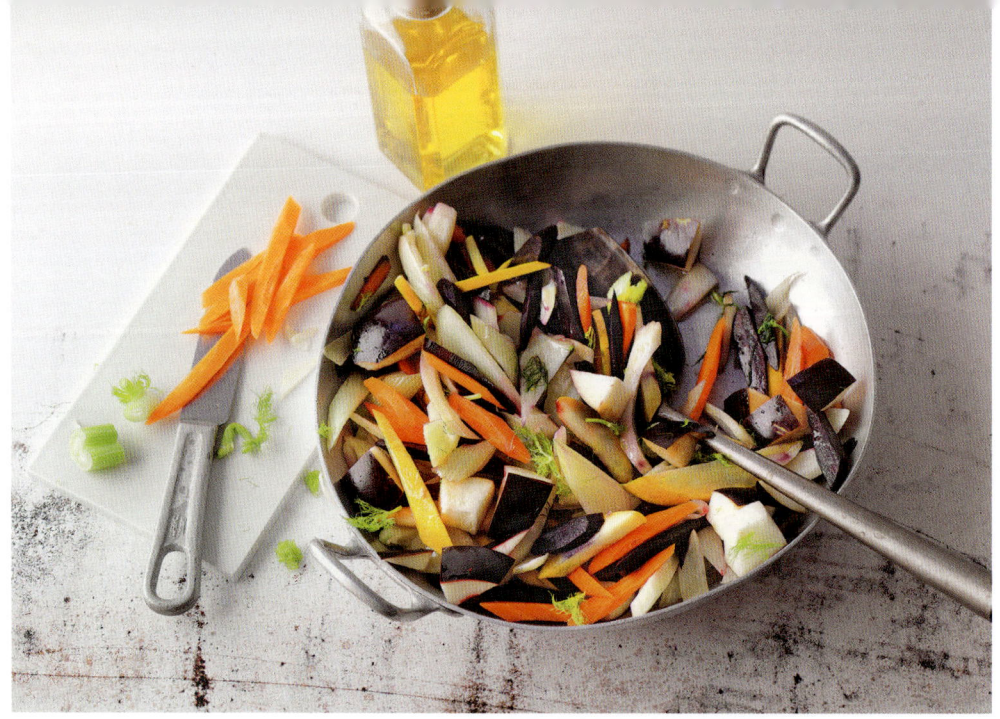

BERNHARDS KÜCHENTIPPS FÜR MEHR BEKÖMMLICHKEIT

Wenn man eine Erfindung macht, dann gibt es dieses Heureka! (Ich hab's gefunden!). Wenn man nach Jahren endlich die Lösung für seine diffusen Beschwerden erkennt, beschert das ebenfalls solche Jubelmomente. Endlich scheint alles klar zu sein und man macht einen großen Schritt nach vorne. Auch wenn Sie aktuell keine Beschwerden haben, profitieren Sie mit Sicherheit von unseren Küchentechniken für die Ernährung hochsensibler Menschen. Bernhard hat sich über viele Jahre in den Küchen der Welt umgesehen und hat viel Hilfreiches in seine Küche übernommen. Neben der Qualität der Nahrungsmittel ist es nämlich gerade die Zubereitung, die über Wohl und Wehe entscheidet. So geben wir Ihnen hier an die Hand, was Eva »Bernhards kleine Geheimnisse« nennt.

KLEINE GEHEIMNISSE

Es sind diese kleinen Geheimnisse, die für Hochsensible aus einer Ernährung zum Satt-werden ein genussvolles, bekömmliches Essen werden lassen. Es sind Küchentechniken, die Bernhard weiterentwickelt hat, damit Essen schmeckt und dabei möglichst bekömmlich und gesundheitsfördernd ist. Für Bernhard sind sie schon Selbstverständlichkeit geworden. Zum Glück fallen sie aber Eva auf und sie hakt nach. Denn diese Kleinigkeiten machen nach dem Essen den Unterschied zwischen Bauchweh und Wohlfühlen.

Trocken blanchieren

Erhitzen Sie einen Wok oder eine tiefe Pfanne, gießen Sie so viel Wasser hinein, dass der Boden bedeckt ist, und häufen Sie das Blanchiergut darauf. Dieses erhitzen Sie nun unter Wenden ganz kurz, aber gleichmäßig durch. Das dauert etwa 1–2 Minuten bei Blattgemüse und 5–7 Minuten bei grob geschnittenem Wurzelgemüse. Bemessen Sie das Wasser so, dass am Ende der Boden des Woks oder der Pfanne fast trocken ist. Das Blanchiergut anschließend auf einem Blech ausbreiten und rasch abkühlen lassen. Bedenken Sie beim Garen, dass das Blanchiergut auch beim raschen Abkühlen noch etwas nachzieht. Halten Sie die Garzeit entsprechend knapp.

Eva hakt nach: *»Vom Blanchieren wird doch abgeraten, weil dabei viel Geschmack und wertvolle Inhaltsstoffe ins Kochwasser übergehen und somit verloren sind.«*

Bernhard erklärt: *»Bei dieser Technik bleibt kein Kochwasser übrig und damit geht auch nichts verloren. Man muss auch nicht mehr mit heißem Wasser und Eiswasser hantieren und spart Geschirr. Diese Art des Blanchierens ist auch ideal, um Gemüse zum Tiefkühlen vorzubereiten.«*

Trocken kochen

Beginnen Sie wie beim Trockenblanchieren beschrieben. Geben Sie wenig Wasser und Gemüse in den Wok oder die Pfanne und garen Sie das Gemüse, bis das Wasser verdampft ist. Erst jetzt kommt ein wenig Öl dazu und das Gemüse wird fertig gegart. Diese Vorgehensweise verhindert, dass sich das Gemüse zu Beginn mit Öl vollsaugt und viel hocherhitztes Öl ins Essen kommt. Sie hilft auch, eine stärkere Bräunung zu verhindern. Die Technik ähnelt dem Glacieren von Gemüse. Wir wenden sie häufig für Gemüse an, besonders für Sorten mit schwammiger Struktur wie Auberginen oder Pastinaken.

Gemüse auf den Punkt garen

Garen Sie Kräuter und Gemüse so, dass sie ihre kräftigen Farben und den Biss behalten. Dabei helfen Ihnen folgende Methoden: Je fester das Gemüse ist, desto feiner sollten Sie es schneiden, um trotz kurzer Garzeit einen zarten Biss zu bekommen. Wärmen Sie fertig gegartes Gemüse nicht auf. Wenn Sie auf Vorrat kochen, nehmen Sie lieber nach kurzer Garzeit einen Teil des Gemüses aus dem Topf und lassen Sie es abkühlen. Bei Bedarf dann erneut erhitzen bis zum optimalen Garpunkt.

Eva hakt nach: *»Warum ist der ideale Garpunkt beim Kochen von Gemüse so wichtig?«*

Bernhard erklärt: *»Wichtig ist es, den für jedes Gemüse passenden möglichst frühen Garpunkt zu erwischen. Denn dann hat das Gemüse seine größte Bekömmlichkeit, die Schädigung der wertgebenden Inhaltsstoffe ist noch gering und der Geschmack hat eine gewisse Frische. Bei weiterem Garen sinken Bekömmlichkeit und Wertigkeit rasch ab. Bemerkbar macht sich dies an zunehmendem Kochgeschmack im Essen und in der Wohnung. Besonders auffällig ist dieser Effekt bei grünen Blattgemüsen, grünen Kohlarten, Lauch, grünen Erbsen, grünen Bohnen, Spargel und Artischocken: Ein Beispiel ist das traditionelle Gericht Grünkohl mit Pinkel. Sobald der Farbumschlag kommt, zieht der Kohlgeruch durch die Wohnung und es ist vorbei mit der Bekömmlichkeit und der Wertigkeit. Besonders die grünen Gemüsesorten sollen deshalb nach kurzer Garzeit und kräftig grün auf den Tisch kommen. Bei anderen Gemüsen ist es allerdings so, dass sie besser vertragen werden, wenn sie länger gegart werden, dazu gehören Hülsenfrüchte, Winterkürbisse, Kartoffeln, Auberginen, Tomarillos (Green Tomatoes) und Rote Beten. Der späte Garpunkt führt bei ihnen dazu, dass Problemstoffe besser abgebaut werden. Dazu sollte man sie langsam schmoren oder backen, aber nicht zerkochen.«*

VORSICHT BEI HISTAMIN-EMPFINDLICHKEIT

Menschen, die empfindlich auf Histamin reagieren, vertragen lange gegarte Speisen oft nicht besonders gut. Gerade bei Nachtschattengewächsen wie Tomaten und Paprika ist dieser Effekt recht ausgeprägt. So bekommt vielen Hochsensiblen, die nicht unter Histaminproblemen leiden, beispielsweise ein traditionell gekochter Tomatensugo sehr gut, während Histaminempfindliche kurz gedünstete Tomatenfleischwürfel besser vertragen.

Je fester, desto feiner

Damit Obst, Kräuter und Gemüse schön zart werden, sollten Sie diese Zutaten lieber fein schneiden, anstatt sie lange zu garen. Je fester die Struktur des Nahrungsmittels ist, desto feiner sollte der Schnitt sein. Um Zartheit zu erreichen, müssen Sie dabei quer zur Faser schneiden. Auch Fleisch wird zarter, wenn es quer zur Faser geschnitten wird. In Japan sagt man: »Der Schnitt bestimmt den Geschmack.« Je feiner ich schneide, desto kürzer wird die Garzeit und desto mehr Farbe und Frische bleiben erhalten. Ein Negativbeispiel ist Grünkohl, der häufig als zerkochte olivbraune Masse serviert wird. Wenn wir Grünkohl machen, kommt er in feine Streifen geschnitten und sattgrün auf den Tisch.

Roh und gekocht getrennt servieren

Stellen Sie Mahlzeiten entweder nur aus gegarten Zutaten oder nur aus rohen Zutaten zusammen. Unbeachtet können hierbei wenig gärungsfreudige Zutaten wie Ölsaaten oder rohe Kräuter bleiben.

Rohe Salate sollten Sie demnach nicht zu gegarten Gerichten als Beilage, sondern lieber als Vorspeise mit etwas Abstand zum Hauptgang servieren, am besten mit vielen frischen Kräutern. In Kartoffel- und Gemüsesalaten sollten Sie auf rohe Zwiebeln verzichten. Bekömmlicher ist es, wenn Sie die Zwiebeln zuerst in Öl anschwitzen und dann zugeben. Auch Gemüserohkost zu warmen Gerichten sollten Sie vermeiden und das Gemüse stattdessen kurz blanchieren und mit einem Dressing als Salat reichen.

Eva hakt nach: *»Ich dachte, ein frischer Salat zum Essen ist besonders gesund. Ich persönlich liebe diese unmittelbare Abwechslung in Farbe, Geschmack und Konsistenz.«*

Bernhard erklärt: *»Auch Pflanzen haben eine Hautflora aus Bakterien und Hefen, die sich bei der Zubereitung unserer Speisen auf dem ganzen Essen verteilt. In der Rohkost selbst wird die Vermehrung durch pflanzeneigene Stoffe gehemmt, einer guten Verdauung steht nichts im Wege. Kommt nun jedoch Gegartes hinzu, vermehren sich diese Keime auf dem Gegarten rasend schnell und es kommt zur Gärung. Dies führt bei uns zu Blähungen und Verdauungsproblemen. Rohkost ist deshalb optimal als Zwischenmahlzeit.«*

Eiweiße schonen

Braten Sie größere Fleischstücke, um die Eiweiße darin zu schützen, nur kurz an und lassen Sie sie dann im Ofen bei 90–120 Grad Celsius rosa durchziehen (Niedrigtemperaturgaren). Alternativ können Sie Fleischstücke auch in Flüssigkeit oder Sauce gar ziehen lassen und anschließend außen knusprig braten. Fisch sollten Sie nur so lange garen, dass er an der Gräte noch ein wenig glasig ist. Ausnahme: Aal muss durcherhitzt werden, da er sonst giftig ist. Muschelfleisch und Weichtiere sollten Sie auf maximal 80 Grad erhitzen.

Auch bei Backwaren ist es empfehlenswert, die Temperatur auf maximal 150 Grad Celsius zu begrenzen und die Garzeit entsprechend zu verlängern. Teigböden backen Sie am besten vor, belegen sie dann und backen sie danach fertig.

Eva hakt nach: *»Wird das nicht problematisch wegen der Hygiene? Wieso ist die reduzierte Temperatur so entscheidend?«*

Bernhard erklärt: *»Tierische Nahrungsmittel sollen uns vor allem mit Aminosäuren versorgen. Diese brauchen wir als Nachschub für unser hochaktives Neurotransmittersystem. Doch Aminosäuren sind teils hitzeempfindlich und ab 150 Grad Celsius entstehen verstärkt krebserregende Stoffe. Stark durchgegarte Speisen sind außerdem oft schwer verdaulich. Den Effekt kann man am besten an einem Frühstücksei verdeutlichen. Ein weich gekochtes Ei ist leicht verdaulich, wird es jedoch hart gekocht, liegt es uns schwer im Magen.«*

Diesen optimal verdaulichen halbgeronnenen Zustand eines weichen Frühstückseis streben wir bei tierischen Nahrungsmitteln an. Aus hygienischer Sicht ist das völlig ausreichend und es beschert uns neben der besten Bekömmlichkeit saftig-zarten Genuss und optimale Eiweißverfügbarkeit. Bei Fleisch entspricht dies der Garstufe rosa (medium). Bindegewebereiches Fleisch, auch Geflügel, kann auch in Flüssigkeit oder Sauce gar gezogen beziehungsweise sanft geschmort werden. Dies verbessert unter anderem die Verfügbarkeit des Glycins.«

Toasten

In unserer Küche werden Saaten oft in der Pfanne ohne Fett durcherhitzt. Dabei werden sie ständig umgerührt oder geschwenkt, sollen heiß werden, aber – anders als beim Rösten – nicht bräunen. Dies nennen wir toasten. Großkerniges wie Nüsse oder Mandeln geben wir dafür auf einem Backblech für etwa 10–12 Minuten bei 150 Grad Celsius ohne Vorheizen in den Ofen.

Eva hakt nach: »Was ist denn der Clou an diesem Toasten? Könnte ich Körner und Saaten nicht einfach länger kochen und mir so einen Arbeitsgang sparen?«

Bernhard erklärt: »Trockene Hitze schließt die Samen besser auf als Kochen. Es macht sie leichter verdaulich und reduziert Problemstoffe wie beispielsweise Saponine. Saponine sind seifenartige Substanzen, enthalten zum Beispiel in Quinoa oder Buchweizen, die die Darmschleimhaut durchlässiger machen und so Beschwerden verursachen können. Während Geröstetes schwer verdaulich ist, verbessern wir beim Toasten die Bekömmlichkeit. Auch der Geschmack wird intensiviert. Getoasteter Buchweizen erinnert geschmacklich an Grünkern, sodass wir damit auch eine wunderbare glutenfreie Alternative zu diesem haben. Getoastet bleiben Quinoa, Buchweizen oder Hirse auch körniger. Getoastete Ölsaaten und Nüsse bereichern kalte und warme Gerichte aller Art. Am besten schmecken sie, wenn sie erst am Tisch über das Essen gegeben werden. Das Schälchen mit dem getoasteten Körnermix kann ein Dauerbegleiter zu Salaten oder zum Frühstück werden.«

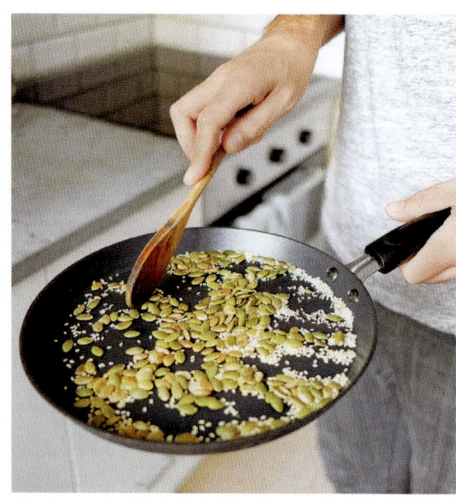

Toasten fördert die Bekömmlichkeit: Körner und Saaten am besten nur kurz in der Pfanne schwenken.

Erhitzte Öle und Fette vermeiden

Verwenden Sie zum Garen Ihrer Speisen so wenig Öl wie möglich, bevorzugen Sie Trockenkochen und Backen anstelle von Braten. Am Ende des Garvorgangs oder bei Tisch können Sie nach Belieben kalt gepresstes Öl zugeben. Zum Frittieren sollten Sie hitzestabile Öle wie Kokosbutter, einfaches Oliven- und Rapsöl oder Bratöl verwenden und dieses nach einmaligem Frittieren entsorgen.

Eva hakt nach: »*Wie gehe ich denn am besten mit meinem guten kalt gepressten Olivenöl um?*«

Bernhard erklärt: »*Gerade die kalt gepressten Öle sind hitzeempfindlich. Hitzegeschädigte Fette aber sind Problemstoffe für den Körper und sie verschlechtern die Bekömmlichkeit. Deshalb verwenden wir nur ein Minimum an Olivenöl zum Braten. Frittiertes sollte kein Alltagsessen sein, da auch beim korrekten Frittieren unvermeidlich größere Mengen erhitztes Fett aufgenommen werden. Wir brauchen jedoch die guten Öle für Geschmack, Bekömmlichkeit und Gesundheit, deshalb geben wir sie am Ende zu. Das ist der Moment für das gute kalt gepresste Olivenöl. Dann entfaltet sich das Aroma optimal und es hilft dabei, die Verdauung zu verbessern. Öl verlangsamt die Verdauung etwas und verbessert den Gallenfluss, wodurch vor allem Gemüse besser verdaut wird. Auch die Sättigung wird unterstützt. Kalt gepresstes Olivenöl ist ein gutes Standardöl für die pikante Küche.*«

Knoblauch, Zwiebel & Co richtig verarbeiten

Knoblauch, Zwiebeln und alles, was nach Knoblauch oder Zwiebel riecht, sollten Sie immer erst dann schneiden, wenn Sie es auch verwenden. Schneiden Sie Zwiebeln und Co mit einem scharfen Küchenmesser und erhitzen Sie das Schnittgut unmittelbar danach in Öl oder Flüssigkeit. Alternativ bietet es sich an, Knoblauch im Ganzen zu garen wie für die Knoblauchsalsa von **Seite 128**. Knoblauch- und Zwiebelgranulat, Knoblauch aus der Knoblauchpresse und Ölmischungen mit rohem Knoblauch sind schlecht bekömmlich und deshalb nicht empfehlenswert. Wenn Sie größere Mengen Zwiebeln oder Lauch für den Vorrat zubereiten möchten, empfehlen wir, sie geschnitten und trocken blanchiert einzufrieren.

Eva hakt nach: »*Stimmt es, dass Knoblauch, Zwiebeln und Co umso gesünder sind, je mehr man davon riecht, und dass man die Ausdünstungen halt in Kauf nehmen muss?*«

Bernhard erklärt: »*Alle Pflanzen, die nach Zwiebel oder Knoblauch riechen, enthalten Allylsulfidglykoside. Diese Schwefelverbindungen sind für uns sehr wertvoll, allerdings nur dann, wenn sie nicht aufgespalten sind. Leider passiert eben dies bei jeder Verletzung der Pflanze. Das dabei entstehende Allylsenföl bewirkt dann den penetranten Knoblauch- beziehungsweise Zwiebelgeschmack im Essen sowie die Ausdünstungen danach. Weil der Körper die Spaltprodukte*

BEKÖMMLICHKEITSLISTE ZWIEBELGEWÄCHSE

in absteigender Reihenfolge:
- Schnittlauch
- Weinbergslauch und andere Wildlaucharten
- Bärlauch
- Schnittknoblauch
- Winterheckezwiebel
- Etagenzwiebel
- Frühlingszwiebel
- Knoblauch
- Lauch (Porree)
- Schalotte
- Zwiebel

nicht nutzen kann, werden sie ausgeschieden. Ihr einziger Wert besteht in ihrer bakteriziden Wirkung. Darmempfindliche und Histaminempfindliche reagieren auf die Spaltprodukte mit Unwohlsein. Wir minimieren diese Prozesse durch scharfe Schnitte ohne Quetschen und das Erhitzen, das die Enzyme deaktiviert. So erhält man zur maximalen Bekömmlichkeit und Gesundheit eine dezente Knoblauchnote im Essen und der Körpergeruch bleibt ebenfalls sozialverträglich.«

Hülsenfrüchte bekömmlich machen

Weichen Sie trockene Kerne von Hülsenfrüchten in Wasser ein, am besten über Nacht, gießen Sie das Einweichwasser dann weg und garen Sie die Kerne mit frischem Wasser gut durch. Hülsenfrüchte geben verdauungshemmende Stoffe (Antinutritive) ins Einweichwasser ab, deshalb ist dieses trotz aller Nährwertratschläge immer wegzuschütten. Gegebenenfalls kann das Wasser sogar nach dem Aufkochen nochmals gewechselt werden. Geben Sie ins Kochwasser ein Stück Kombu (Kelp). Das verbessert die Bekömmlichkeit und verkürzt die Garzeit. Kombu finden Sie im Asia- oder Makrobiotiksortiment bei den Algen. Die weißlichen Auflagerungen auf den trockenen Algen sind harmlose Salzausblühungen. Einfache Qualitäten sind für diese Verwendung völlig ausreichend.

Zu kurz gegarte Hülsenfrüchte und auch zu lange gelagerte Hülsenfrüchte sind schlecht bekömmlich. Außerdem empfehlen wir, keine allzu großen Mengen an Hülsenfrüchten bei einer Mahlzeit zu verzehren.

Junge frische Hülsenfrüchte (grüne Bohnen, Erbsen, Edamame etc.) werden wie grüne Gemüse auf den Punkt gegart.

Eva hakt nach: *»Ich ernähre mich überwiegend vegetarisch, bin aber ziemlich unsicher, welche Hülsenfrüchte ich wann und in welcher Zubereitungsart am besten vertrage. Worauf sollte ich achten?«*

Bernhard erklärt: *»Hülsenfrüchte sind zunächst eine kulinarische Bereicherung auf jedem Speiseplan und gerade bei veganer oder vegetarischer Kost fast unverzichtbar. Allerdings fällt die Verträglichkeit individuell sehr unterschiedlich aus. Reaktionen können unter anderem Intoleranzen und Allergien* sein. Man muss sich also durchprobieren und herausfinden, welche Hülsenfrüchte man tolerieren kann. Dabei gibt es eine Schwierigkeit: Hülsenfrüchte enthalten Frukto-Oligo-Saccharide (FOS), die nur von den Darmbakterien abgebaut werden können. Damit dies funktioniert, muss sich das Darmmikrobiom erst darauf einstellen. Es ist also eine mehrwöchige Eingewöhnungsphase nötig.

In dieser Phase isst man nur kleine Mengen mehrmals in der Woche. Das könnten Linsen als Salatbeigabe, Puffbohnen als Antipasti oder Bohnenkerne als Suppeneinlage sein. Wer noch keine Erfahrung mit Hülsenfrüchten hat, probiert sich am besten anhand unserer Bekömmlichkeitsliste durch.«

BEKÖMMLICHKEITSLISTE HÜLSENFRÜCHTE

in absteigender Reihenfolge:

- junge Bohnen, grüne Erbsen, frische Borlottibohnen, Edamame (junge Sojabohnen)
- geschälte rote und gelbe Linsen, Berg-, Beluga-, grüne Linsen, Tellerlinsen
- Mungbohnen, Azukibohnen, Augenbohnen, Puffbohnen, andere Vigna-Arten
- Navybohnen (große weiße Bohnen), Sojabohnen
- Erdnüsse, Kichererbsen, Kidneybohnen, Feuerbohnen

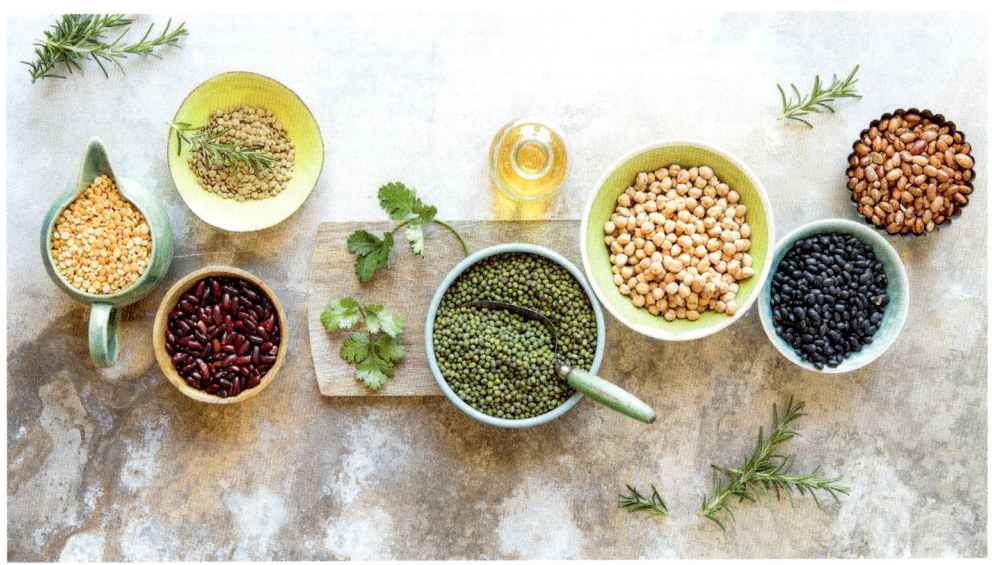

Ausprobieren lohnt sich: Nehmen Sie sich Zeit und finden Sie heraus, welche Hülsenfrüchte Ihnen am besten bekommen.

KOCHEN FÜR EILIGE

Vielleicht haben Sie sich bisher häufig von Fertigprodukten ernährt, weil Sie meinten, zum Selberkochen einfach nicht genug Zeit zu haben. Wir wollen Ihnen nun aber zeigen, dass Sie mit frischen Zutaten und den Vorgaben aus diesem Buch fast ebenso schnell eine Mahlzeit auf den Tisch zaubern können, die zudem deutlich gesünder und bekömmlicher ist als alle Fertiggerichte.

Neben etwas Übung kommt es dabei vor allem auf das richtige Werkzeug und eine professionelle Arbeitsweise an.

Das richtige Werkzeug

Zur Grundausstattung Ihrer Küche sollte neben den üblichen Küchenutensilien unbedingt Folgendes gehören: gute und scharfe Kochmesser, ein Wok, zwei Maßtassen, ein Schnellkochtopf und robuste Pfannen. Besonders wenn Sie Gluten meiden wollen, empfehlen wir auch eine Getreidemühle. So müssen Sie nicht immer beides, Körner und Mehl, vorrätig haben. Außerdem haben Sie eine bessere Kontrolle über die Qualität des Mehls und bei Bedarf jederzeit wirklich frisches Mehl zur Hand.

Professionell arbeiten

Der Wok ist der asiatische Tausendsassa, in dem man außer dünsten, pfannenrühren und braten auch räuchern, frittieren, dämpfen, kochen, schmoren, ja sogar backen und einkochen kann. Gerade wenn Sie sich in einer kleinen Küche platzmäßig beschränken müssen, kann der Wok also eine Vielzahl von anderen Töpfen und Pfannen ersetzen.

ZEIT SPAREN

Absolut zeitsparend ist bei Rezepten, für die keine grammgenauen Mengen erforderlich sind, das Arbeiten mit Maßtassen, wie dies in der englischsprachigen Welt üblich ist.

Auch eine gute Schneidetechnik und scharfe Messer helfen, Zeit zu sparen. Bei Mengen bis zu vier Portionen geht es meist schneller, Gemüse und Co von Hand zu schneiden als mit der Küchenmaschine, die anschließend wieder gereinigt werden muss.

Auch der Einsatz von Selbstgemachtem (siehe Seite 128) spart Zeit im Alltag. Die Herstellung kostet zwar zunächst die eine und andere Stunde Zeit, aber dafür haben Sie dann immer schon eine Zutat zu Ihrem Essen griffbereit. Machen Sie aus Ihren Einmachtagen eine gesellige Angelegenheit mit Freunden und Familie!

In einem Schnellkochtopf können Sie zeitsparend Körniges wie Reis, Buchweizen oder Hirse garen. Erhitzen Sie dafür im Schnellkochtopf (ohne Siebeinsatz) die passende Menge Wasser. Toasten Sie gleichzeitig in einer Pfanne die Körner und geben Sie diese dann in den Topf. Achtung: Das Wasser wird augenblicklich zu kochen beginnen. Entlüften und schließen Sie den Topf. Sobald sich der Druck aufgebaut hat, können Sie den Topf zur Seite schieben und die Körner quellen lassen. Sie können die Sättigungsbeilage im ungeöffneten Topf noch kurze Zeit warm halten. Lediglich bei Reissorten, die länger als 10–15 Minuten Garzeit benötigen, müssen Sie den Topfinhalt nach 5 Minuten nochmals durcherhitzen.

Eva hakt nach: »*Wie ist das mit dem Erhalt der Inhaltsstoffe der Nahrungsmittel im Schnellkochtopf? Und was ist mit der Sicherheit?*«

Bernhard erklärt: »*Gemüse leidet tatsächlich im Schnellkochtopf und das Ergebnis verhält sich wie das Loriot'sche Frühstücksei … mal zu hart und mal zu weich. Da ist vom Schnellkochen abzuraten. Bei Hülsenfrüchten und Körnern ist das Ergebnis hingegen gut. Dabei nutzen wir den Schnellkochtopf jedoch mehr zum Quellenlassen als zum Druckkochen.*

Wenn die Zerealien als Sättigungsbeilage serviert werden, bleiben sie im ungeöffneten Schnellkochtopf bis zum Servieren warm, ohne an Biss zu verlieren, sodass das lästige Ansetzen beim Wiedererwärmen und das Matschigwerden wegfallen. Wenn die Wassermenge richtig dosiert wurde, können die Zerealien sich nicht weiter vollsaugen und verlieren auch nicht so viele wertvolle Inhaltsstoffe. Das funktioniert so wie in einem klassischen Reiskocher.

Auch die Sicherheit ist kein Problem: Schnellkochtöpfe sind inzwischen technisch ausgereift. Wichtig ist nur, den Schnellkochtopf niemals zu öffnen, solange er unter Druck steht. Gegebenenfalls kann man den geschlossenen Topf unter fließendem Wasser abkühlen, bis der Druck weg ist.«

KOCHTABELLE FÜR ZEREALIEN

Gargut	Verhältnis Gargut : Wasser	Quellzeit
Kleinkörnige Zerealien wie Hirse, Quinoa, Amarant, Buchweizen	1:1 bis 1:1,5	ca. 10 Minuten
Weißer Reis	1:2	ca. 10 Minuten
Natur-Reis	1:2	ca. 20 Minuten
Polenta	1:3 bis 1:3,5	ca. 15 Minuten (Polenta wird in einem offenen Topf zubereitet und während des Quellens konstant gerührt.)

SELBSTGEMACHTES FÜR DEN VORRAT

Begrenzte finanzielle Möglichkeiten, knappe Zeitfenster im Alltag, ein geringes Angebot an hochwertigen Zutaten – vielleicht fällt es Ihnen auch manchmal schwer, Ihre ganz besonderen Ernährungsbedürfnisse zwischen Haushalt, Familie und Berufsleben zu befriedigen. Hausgemachtes Convenience Food (bequemes Essen) ist die logische Antwort auf diese Begrenzungen.

BÄRLAUCHPESTO

VORRAT FÜR DIE KRÄUTERARME ZEIT

150 g gehäutete Mandeln • 1 EL grüner getrockneter Pfeffer • ½ Muskatnuss • 300 g Bärlauch • 200 ml Olivenöl • 1 TL Salz
Außerdem: Olivenöl zum Abdecken

Für 2 Gläser à 350 ml • 20 Min. Zubereitung
Pro Portion (20 g) ca. 90 kcal, 1 g E, 9 g F, 0 g KH

1. Die Mandeln mahlen. Pfeffer im Mörser zerdrücken, Muskat reiben und die Gewürze zu den Mandeln geben.
2. Bärlauch waschen, verlesen, grob klein schneiden und im Wok trocken blanchieren. Dann abkühlen lassen.
3. Den Bärlauch im Standmixer mit Olivenöl und Salz mixen. Die Mandelmischung zugeben und alles zu einer gleichmäßigen Masse verarbeiten.
4. In saubere Gläser füllen, mit Olivenöl bedecken und die Gläser gut verschließen.

VARIANTE

Statt Bärlauch können Sie auch andere Kräuter verwenden. Lagern Sie das Pesto kühl. Wenn Sie es länger als zwei Wochen aufbewahren wollen, sollten Sie es tiefkühlen.

KNOBLAUCHSALSA

KNOBLAUCHAROMA FÜR VIELE ZWECKE

5 Knoblauchknollen • 1 TL grüner getrockneter Pfeffer • ½ TL Salz • ½ Zitrone • 100 ml Olivenöl
Außerdem: Olivenöl zum Abdecken

Für 1 Glas à 200 ml • 30 Min. Zubereitung •
45 Min. Backen
Pro Portion (20 g) ca. 80 kcal, 1 g E, 6 g F, 4 g KH

1. Die Knoblauchknollen ca. 45 Min. bei 150° auf der mittleren Schiene im Ofen backen, bis die Zehen weich sind. Dann abkühlen lassen, die Knoblauchzehen voneinander trennen und schälen.
2. Ca. 250 g Knoblauch im Standmixer kurz mixen, den Pfeffer im Mörser zerdrücken und mit dem Salz in den Mixer geben.
3. Die Zitrone auspressen. Den Saft kurz erhitzen und mit dem Olivenöl in die Knoblauchmasse einarbeiten.
4. In gut verschließbare saubere Gläser füllen, mit Öl bedecken und kühl aufbewahren.

DAS SCHMECKT

Die Salsa schmeckt als Dip sowie in pikanten Gerichten und Salaten. Sie ersetzt auch Knoblauchöl oder -pulver sehr gut.

KÜCHENSENF

SÄUREARMER SENF ZUM KOCHEN

150 g gelbe Senfsaat • ½ TL Salz • 200 ml Apfelwein • 1 Stück frische Kurkuma (ca. 1 cm lang) • 1 Handvoll Thymianspitzen • 2 EL Apfelessig • 1 TL Honig • 2 EL Olivenöl
Außerdem: Olivenöl zum Abdecken

Für 2 Gäser à 200 ml • 30 Min. Zubereitung • 3 Std. Quellen
Pro Portion (10 g) ca. 30 kcal, 1 g E, 2 g F, 1 g KH

1. Die Senfsaat im Mixer mahlen, Salz, Kurkuma, Thymian, Honig, Olivenöl, Essig und Apfelwein zugeben und alles gut durchmixen. Mind. 3 Std. quellen lassen.
2. Je nach gewünschter Feinheit nochmals durchmixen, in saubere Gläser füllen, mit Öl bedecken und die Gläser gut verschließen. Den Senf gekühlt mind. 2 Wochen reifen lassen, damit sich Schärfe und Geschmack harmonisieren.

ACHTUNG

Frischer Senf ist hautreizend und sehr scharf. Vermeiden Sie deshalb längeren Hautkontakt.

ROSEN-HONIG-ESSENZ

IDEAL ZUM AROMATISIEREN VON SÜSSEM

500 g Wiesenhonig • 100 g Blütenblätter von Damaszener-Rosen oder anderen Duftrosen

Für 400 ml • 30 Min. Zubereitung
Pro Portion (15 g) ca. 45 kcal, 0 g E, 0 g F, 11 g KH

1. Den Honig in eine Schüssel geben. Die Rosenblütenblätter ohne Fruchtknoten zugeben und durchmischen.
2. Diesen Ansatz durchziehen lassen, bis die Blütenblätter weitgehend trocken sind, der Honig sich verflüssigt hat und ein dickflüssiger Sirup entstanden ist. Nach Bedarf die Konsistenz mit wenig abgekochtem Wasser anpassen.
3. Die Rosen-Honig-Essenz abseihen und in eine Flasche abfüllen. Kühl und dunkel aufbewahren.

VARIANTEN

Nach diesem Prinzip können Sie auch aus anderen Blüten wie zum Beispiel Holunderblüten oder Lindenblüten aromatische Honigessenzen gewinnen.

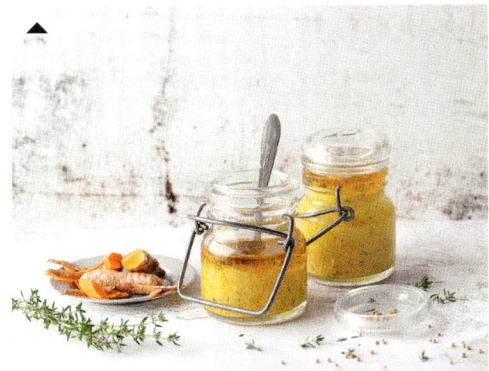

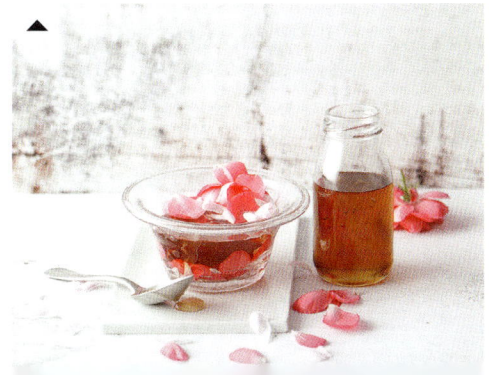

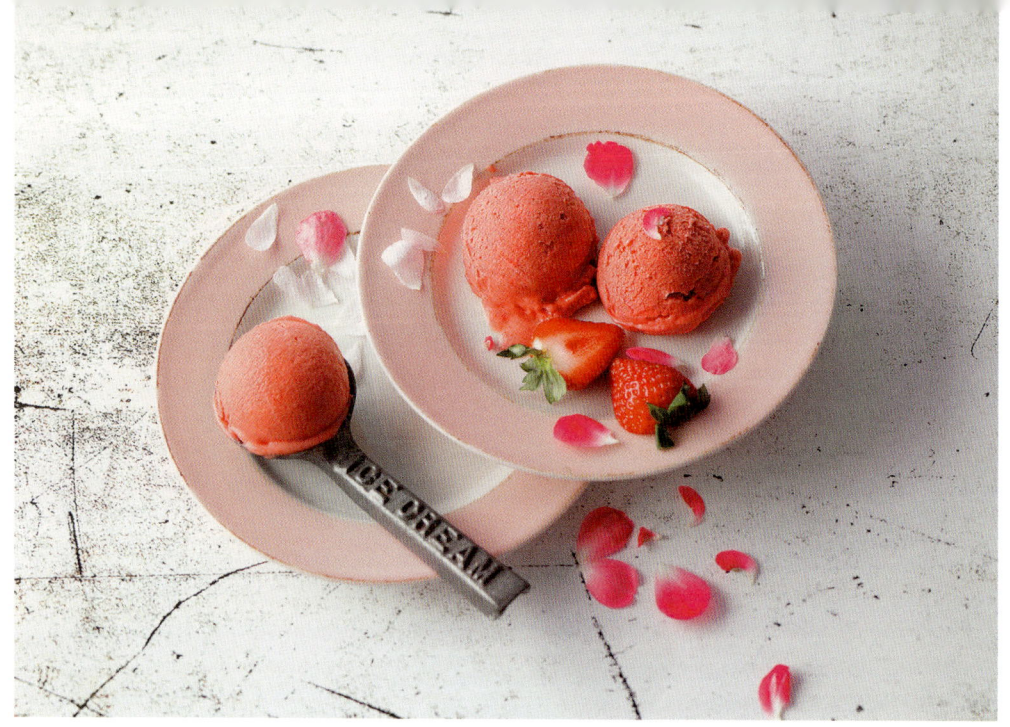

REZEPTE FÜR DEN
HOCHSENSIBLEN GAUMEN

Alle Rezepte in diesem Kapitel sind frei von Milcheiweiß und Gluten. Sie sind meist für zwei Personen berechnet und so konzipiert, dass Sie sie problemlos individuell anpassen können. Einige unserer Backvorschläge wie die Kräutercracker von **Seite 135** oder die Amarantriegel von **Seite 134** sind auch ideal für die Vorratshaltung, sodass Sie immer einen Snack griffbereit haben. Dazu stellen wir zu den meisten Rezepten Varianten der Zubereitung oder alternative Zutaten vor. So ist beispielsweise der Teig für den Buchweizenfladen von **Seite 137** als Grundrezept zu verstehen, aus dem Sie verschiedene komplette Mahlzeiten zaubern können. Backen Sie auch einmal eine Quiche mit dem Teig und variieren Sie die Zutaten ganz nach Ihren persönlichen Vorlieben und Bedürfnissen.

WILDKRÄUTERSALAT

BUNTER VITAMINMIX

*200 g milde Wildkräuter (z. B. Vogelmiere, Veilchen-
blätter, junger Giersch)* • *3 Tomaten* • *2 EL Olivenöl* • *50 g Sonnenblumenkerne*
*Für das Dressing: 1 EL Tamari (glutenfreie Soja-
sauce)* • *2 EL Obstessig* • *1 TL Dijonsenf nach
Belieben*

Für 2 Personen • 20 Min. Zubereitung
Pro Portion ca. 270 kcal, 11 g E, 17 g F, 14 g KH

1. Die Wildkräuter verlesen, waschen, abtropfen lassen, in mundgerechte Stücke schneiden und in eine Salatschüssel geben.

2. Die Tomaten waschen, in Spalten schneiden und dabei die Stielansätze ausschneiden. Die Tomatenspalten zu den Kräutern
   geben. Das Olivenöl dazugeben und alles
   gut mischen. Alle Zutaten sollen von einem
   dünnen Ölfilm umhüllt sein.

3. Die Sonnenblumenkerne in einer Pfanne
   ohne Fett toasten. Dann abkühlen lassen.

4. Aus Tamari, Essig und nach Belieben Senf
   das Dressing zubereiten und den Salat unmittelbar vor dem Servieren damit über-
   gießen. Die Sonnenblumenkerne getrennt
   dazu servieren.

VARIANTEN

Je nach Geschmack kann die Hälfte der Kräu-
ter auch durch Blattsalate ersetzt werden. Im
Winter passen statt nicht verfügbarer Wild-
kräuter auch Gartenkräuter, Rucola, Radies-
chengrün, Sprossen, Winterportulak oder
Mizuna in diesen Salat.
Feine Streifen Ingwer, Topinambur oder
Nachtkerzenwurzel sowie Orangenwürfel oder
Wildbeeren setzen zusätzliche Aromaakzente.
Mit French Dressing (**siehe Seite 132**) wird die
Komposition üppiger, schmeckt zugleich aber
auch milder.
Den Wildkräutersalat können Sie auch gut für
unterwegs mitnehmen. Der Ölfilm bremst die
Oxidation. Das Dressing sollten Sie dann sepa-
rat transportieren.

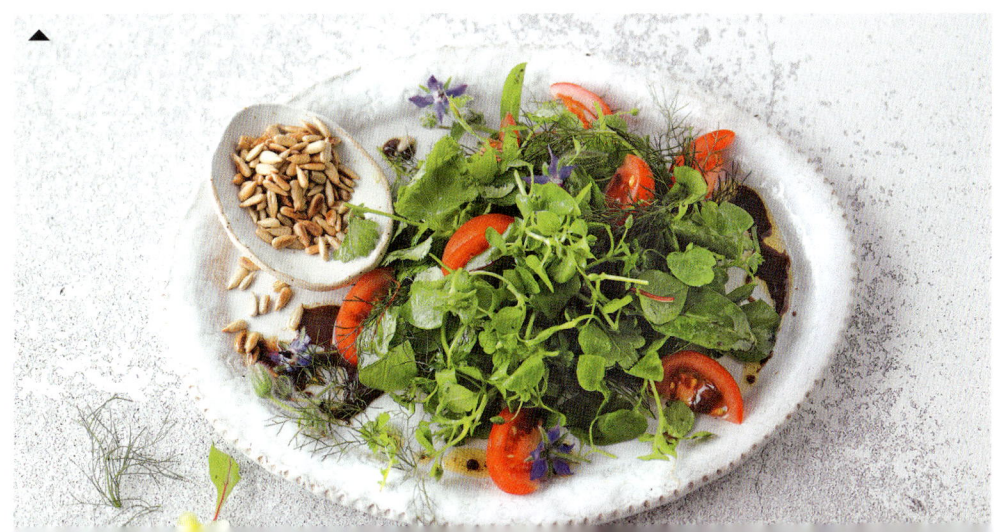

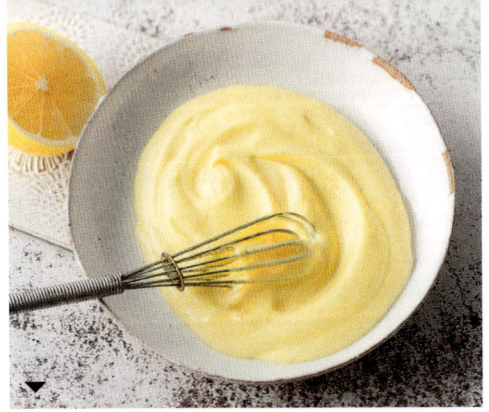

MAYONNAISE

SELBST GEMACHT NOCH MAL SO GUT

1 möglichst frisches Ei • ½ Zitrone • 1 Msp. Salz •
½ TL Dijonsenf • 250 ml zimmerwarme Öle (siehe
Info auf dieser Seite)

Für 10 Portionen • 15 Min. Zubereitung
Pro Portion ca. 230 kcal, 0 g E, 25 g F, 0 g KH

1. Das Ei trennen. Die Zitrone auspressen. Eigelb, Zitronensaft, Salz und Senf in einen
   Schneekessel mit Standring geben und mit
   einem kleinen Schneebesen verrühren.
2. Das zimmerwarme Öl anfangs tropfen-
   weise, dann als dünnen Strahl in die Eimi-
   schung einlaufen lassen und dabei intensiv
   mit dem Schneebesen rühren, sodass eine
   haltbare Emulsion entsteht. Die Emulsion
   ist stabil, wenn sie nicht ölglänzend aussieht. Am besten mit dem Olivenöl beginnen und dann die weiteren Öle einrühren.
   Bei Bedarf die Konsistenz mit lauwarmem
   Wasser anpassen. Zu rasches Einrühren
   und zu kaltes Öl führt zum Zerfallen der
   Emulsion. Je fester die Mayonnaise ist,

desto schlechter nimmt sie Öl auf.
Deshalb frühzeitig die Konsistenz mit
Wasser anpassen.

VERWENDUNG & AUFBEWAHRUNG

Diese Mayonnaise passt wunderbar in Salat-
dressings wie das klassische French Dressing:
Dafür werden 3 EL Mayonnaise mit 50 ml So-
ja-Kochsahne verlängert und mit Obstessig,
Zitronensaft, Salz sowie je nach Geschmack
Tamari und Dijonsenf abgeschmeckt. Für eine
Senf-Dill-Sauce, die unter anderem zu kalten
Fisch- und Gemüsegerichten passt, werden
3 EL Mayonnaise mit dem Saft einer ½ Zitrone, 1 EL Senf und dem fein geschnittenen
Grün von 2–3 Stängeln Dill verlängert und mit
½ TL Honig und Salz abgeschmeckt.
Prinzipiell zu beachten ist, dass Mayonnaise
leicht verkeimt. Arbeiten Sie deshalb sehr sauber und bewahren Sie selbst gemachte Mayonnaise maximal 2–3 Tage im Kühlschrank auf.

ÖLMISCHUNG

Reines Olivenöl schmeckt in Mayonnaise bitter. Besser ist es deshalb,
Mayonnaisen mit verschiedenen
Ölen herzustellen. Wir empfehlen
eine Mischung aus nativem Olivenöl
mit neutraleren Ölen wie Rapsöl.
Geringe Zugaben von Kürbiskernöl,
Hanföl oder Mohnöl setzen zusätzliche Geschmacksakzente.

BRENNNESSELN IN KARDAMOMSAHNE

VITALSTOFFBOOSTER

*300 g Brennnesselspitzen • 2 Knoblauchzehen •
1 EL Olivenöl • 2 EL Sesam (ersatzweise Tahin (Sesampaste)) • 250 g Kokossahne • ½ TL gemahlener
Kardamom • 1 TL Tamari (glutenfreie Sojasauce)*

*Für 2 Personen • 30 Min. Zubereitung
Pro Portion ca. 300 kcal, 9 g E, 24 g F, 7 g KH*

1. Brennnesseln waschen, verlesen und abtropfen lassen. Dann quer zum Blatt in dünne Streifen schneiden. Knoblauch schälen und fein würfeln.
2. Einen Wok erwärmen, Knoblauch in Olivenöl kurz anschwitzen. Die Brennnesseln dazugeben und so viel Wasser angießen, dass der Boden des Woks bedeckt ist. Das Wasser vollständig reduzieren lassen und dabei ständig rühren.
3. Den Sesam in einer Pfanne ohne Fett toasten, dann im Mörser zerstoßen und in den Wok geben. Alternativ direkt das Tahin in den Wok geben.
4. Kokossahne und Kardamom zugeben, alles zum Kochen bringen und die Sauce so lange einkochen lassen, bis sie eine cremige Konsistenz hat. Das Gericht mit Tamari abschmecken.

VARIANTEN

Nach diesem Rezept können Sie auch andere grüne Blattgemüse wie Spinat, Giersch, Palmkohl oder Grünkohl zubereiten. Statt Kardamom passen auch Currymischungen.

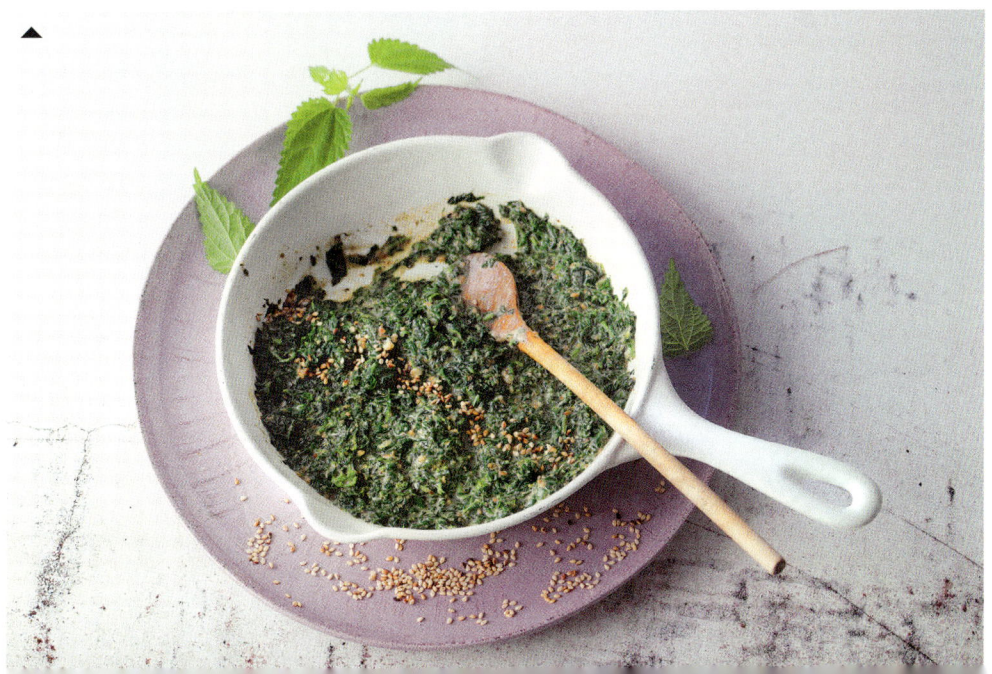

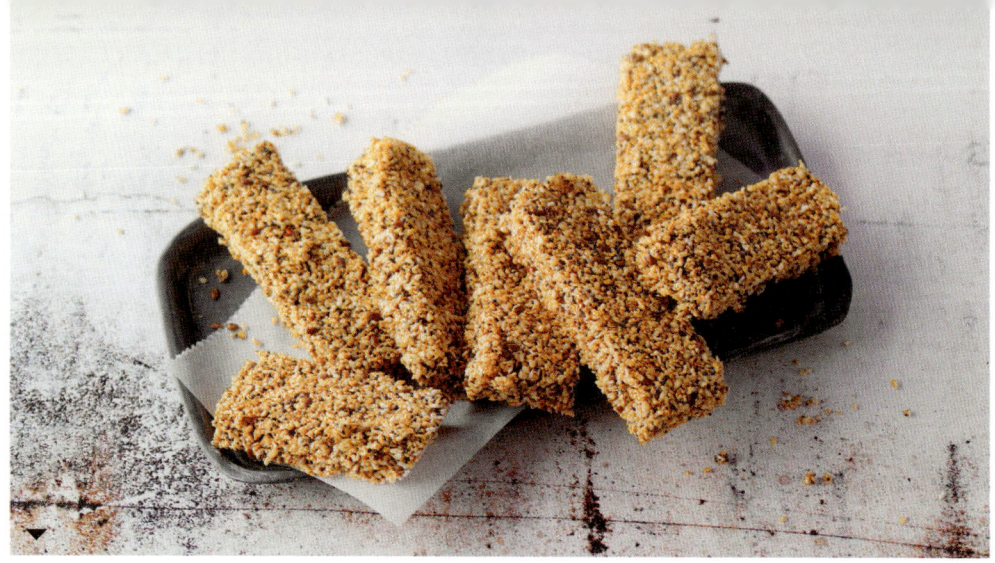

AMARANTRIEGEL

ENERGIE FÜR UNTERWEGS

*100–150 g Amarantpops • 300 g Ölsaaten (beispielsweise Sesam, Mohnsamen, Sonnenblumenkerne) •
1 TL Zimtpulver • 1 TL gemahlener Kardamom •
1 TL gemahlener Ingwer • 200 g Honig*
Außerdem: 1 Backrahmen

*Für 40 Stück • 30 Min. Zubereitung •
30 Min. Backen*
Pro Stück ca. 65 kcal, 2 g E, 3 g F, 7 g KH

1. Amarantpops bis zur 600-ml-Markierung in einen Messbecher geben. Dann mit den Ölsaaten und den Gewürzen mischen. Den Honig langsam einlaufen lassen und die Masse dabei mit dem Handrührgerät oder einer Gabel vermengen, bis ein lockerer klebrig krümeliger Teig entstanden ist.
2. Ein Backblech mit Backpapier auslegen. Den Backrahmen auf eine Größe von 20×30 cm einstellen und auf das Backpapier setzen. Den Teig mit einer Teigkarte gleichmäßig im Backrahmen verteilen, dabei sanft andrücken, damit die Riegel später gut zusammenhalten.
3. Mit einem Küchenmesser die Riegel anzeichnen. Dann den Rahmen vorsichtig abnehmen.
4. Die Riegel im Backofen auf der mittleren Schiene bei 150° 20–30 Min. backen, bis sie außen leicht gebräunt sind. Abkühlen lassen, bis sie fest geworden sind, dann auseinanderbrechen.

AUFBEWAHRUNG

Die Riegel sind in dicht schließenden Gefäßen ungekühlt mindestens zwei Wochen haltbar. Wenn Sie sie länger aufbewahren möchten, empfehlen wir tiefkühlen. Noch leichter gelingt dieser gesunde Snack in Silikonbackformen für Riegel.

KRÄUTERCRACKER

IDEAL ZUM ZWISCHENDURCHKNABBERN

*150 g Sesam • 20 g getrocknete Kräuter nach Wahl •
60 g Linsenmehl • 75 g Amarantpops • 1 Pck. Backpulver • 3 TL Nori-Flocken • 2 TL Flohsamenmehl •
½ TL gemahlene Muskatblüte (Macis) • ½ TL gemahlene Kurkuma • ½ TL Garam Masala (indische
Gewürzmischung) • 300 g Wildkräuter • 2 TL Honig • 5 EL Olivenöl*

*Für 60 Stück • 45 Min. Zubereitung •
30 Min. Backen • 2 Std. Trocknen
Pro Stück ca. 35 kcal, 1 g E, 2 g F, 2 g KH*

1. Den Sesam mit den getrockneten Kräutern
   im Standmixer fein mahlen. Mit Linsenmehl, Amarant, Backpulver, Nori-Flocken,
   Flohsamenmehl und den Gewürzen in eine
   Rührschüssel geben und mischen. Das
   geht am besten durch Zuwiegen mit der
   Tara-Funktion der Digitalwaage.
2. Die Wildkräuter verlesen, waschen und mit
   wenig Wasser im Wok oder einer Pfanne
   trocken blanchieren (**siehe Seite 119**).
   Dann fein pürieren. Anschließend mit Honig und Olivenöl zu den trockenen Zutaten
   geben.
3. Alles zu einem bindenden Teig verkneten.
   Je nach Feuchtigkeit der Kräuter kann es
   notwendig sein, die Konsistenz mit etwas
   Linsenmehl oder Wasser anzupassen.
4. Den Teig halbieren und jede Hälfte direkt
   auf einem Backpapier oder einer Backfolie
   dünn rechteckig ausrollen. Dazu bedeckt

man den Teig am besten mit einer zweiten
Folie oder einem zweiten Backpapier. Auf
je ein Backblech umsetzen und mit einem
Messer die Cracker anzeichnen.

5. Den Backofen auf 120° (Umluft) einstellen
   und die Cracker auf der mittleren Schiene
   30 Min. backen. Dann die Hitze auf 100°
   reduzieren und die Cracker weitere
   1,5–2 Std. trocknen. Abkühlen lassen und
   entlang der Kerben auseinanderbrechen.

VARIANTEN & VORRAT

Diese Cracker schmecken besonders gut mit
einem cremigen Dip, zum Beispiel einer
Guacamole aus Avocado. Auch als Begleiter
von Vorspeisen und Salaten sind sie ideal. Für
den Teig können Sie Ihre Lieblingskräuter
oder Heilkräuter verwenden. Auch eine mediterrane Kräutermischung passt gut. Alternativ
können Sie aus dem Teig auch Knabberstan-
gen zubereiten. Dazu vor dem Backen mit Sesam bestreuen und in schmale lange Stangen
einteilen. In dicht schließenden Gefäßen ist
dieses Gebäck ungekühlt mindestens zwei Wochen haltbar. Für eine längere Aufbewahrung
empfehlen wir tiefkühlen.

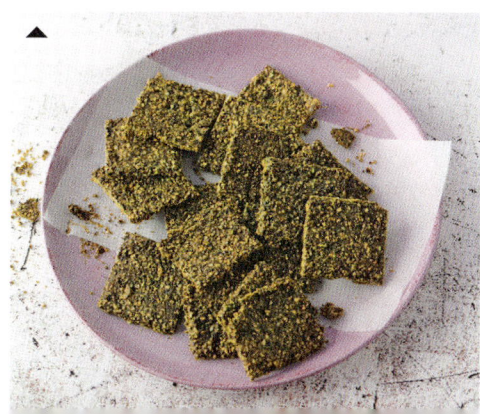

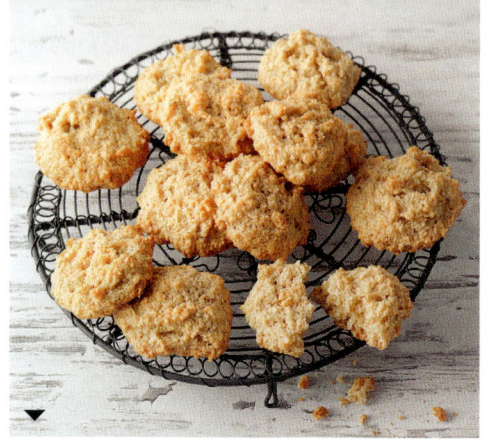

MANDEL-SESAM-GEBÄCK

SÜSSES ZUM TEE

50 g Sesam • 250 g gemahlene Mandeln • ½ TL ge-
mahlene Vanille • 2 TL Backpulver • 3 Eier (M) •
80 g Zucker • 2 EL Rosen-Honig-Essenz
(siehe Seite 127)
Außerdem: weitere aromatisierende Zutaten nach
Belieben (z. B. Zimt, Orangenschalen)

Für 25 Stück • 40 Min. Zubereitung •
15 Min. Backen
Pro Stück ca. 95 kcal, 3 g E, 7 g F, 4 g KH

1. Den Sesam in einer Pfanne ohne Fett toasten. In eine Schüssel geben und Mandeln, Vanille sowie Backpulver dazugeben. Alles gut durchmischen.
2. Einen Wok (alternativ einen weiten Topf) zwei Finger hoch mit Wasser füllen und das Wasser zum Kochen bringen. Die Eier in einen Schneekessel aufschlagen, Zucker und Rosenessenz zugeben und die Eimasse über dem Wasserbad dick schaumig aufschlagen. Die Eimasse darf nicht zu stark erwärmt werden, sonst bindet sie nicht mehr. Dann in kaltem Wasser gut abkühlen lassen. Dabei gelegentlich umrühren.
3. Den Backofen auf 150° vorheizen. Die Sesam-Mandel-Mischung rasch unter die erkaltete Eimasse heben. Die Zutaten müssen nicht ganz gleichmäßig vermischt sein, da bei zu langem Mischen zu viel Volumen verloren geht.
4. Von der Masse mit zwei Löffeln Häufchen auf ein mit Backpapier oder Backfolie belegtes Blech setzen oder mit einem stabilen Spritzsack gleichmäßig Rosetten auf das Blech spritzen.
5. Die Mandel-Sesam-Plätzchen 10–15 Min. backen, bis die Spitzen leicht bräunen. Abkühlen lassen und in dicht schließenden Dosen aufbewahren.

VARIANTEN

Der Sesam kann durch gemahlenen Mohn, gehackte Nüsse oder Trockenfrüchte ersetzt werden. Für mehr Saftigkeit können Sie mit der Mehlmischung noch 50 g zerlassene Margarine unterheben. Die Kekse sind ungekühlt etwa zwei Wochen haltbar. Tiefkühlen bewahrt die Frische jedoch besser. Der Plätzchenteig eignet sich auch für Kuchen und Torten: Mischen Sie dafür noch ½ TL Flohsamenmehl zu den trockenen Zutaten und backen Sie den Teig 15–20 Minuten in einer Springform. Den Kuchenboden nach dem Abkühlen aus der Form lösen und mit Creme und Früchten nach Geschmack belegen.

BUCHWEIZENFLADEN

BERNHARDS BROTKLASSIKER

*300 g Buchweizenmehl • 1 EL Trockenhefe (gluten-
frei) • ½ TL Salz • 1 EL gerebelter Oregano •
1 TL Flohsamenmehl*
*Außerdem: Sesam und Schwarzkümmel zum
Bestreuen*

*Für 1 Stück (6 Portionen) • 20 Min. Zubereitung •
2 Std. Ruhen • 40 Min. Backen*
Pro Portion ca. 200 kcal, 3 g E, 2 g F, 39 g KH

1. Alle Zutaten mit 350 ml handwarmem Wasser in einen Schneekessel geben und vermengen. Kurz quellen lassen und dann
   mehrere Minuten kräftig mit einem stabilen
   Schneebesen verrühren, bis die Masse
   gleichmäßig cremig geworden ist.
2. Den Teig auf ein mit Backpapier belegtes
   Blech geben und mit einer gut angefeuch-
   teten Teigkarte einen Fladen formen. Die
   Oberfläche leicht einritzen und mit Sesam
   und Schwarzkümmel bestreuen. Dann an

einem warmen Ort mind. 2 Std. gut
aufgehen lassen.

3. Inzwischen den Backofen auf 150° vorheizen. Den Fladen auf der mittleren Schiene
   40 Min. backen. Die letzten 10 Min. mit
   starker Oberhitze knusprig backen.

VARIANTEN & VORRAT

Aus diesem Grundteig können Sie auch Brot,
Pizza, Focaccia oder eine Quiche backen.
Für ein Bauernbrot nehmen Sie das 1,5-fache
Rezept und schmecken den Teig mit gemahlenem Kümmel, Koriander, Anis und Fenchel
ab. Die Backzeit verlängert sich auf etwa
1 Stunde. Für Pizza, Focaccia und Quiche geben Sie in den Teig zusätzlich 3 EL Olivenöl.
Für Pizza und Quiche sollten Sie den Teig
nach dem Gehen und vor dem Belegen bei
150 Grad Celsius 10 Minuten vorbacken. Auf
die Quiche passen zum Beispiel blanchierter
fein geschnittener Grünkohl, gewürfelter
Ziegenfeta und Sonnenblumenkerne. Als Guss
kommt eine Mischung aus 3–4 mit 150 ml Sojasahne verquirlten Eiern auf die Quiche, die
dann in 30–40 Minuten fertig gebacken wird.
Wenn Sie aus dem Teig Fladen backen, können
Sie diese auch vorbacken. Dann nach 30 Minuten aus dem Ofen nehmen, das Backpapier
entfernen und den Fladen abkühlen lassen.
Zum Servieren wird der Fladen mit starker
Oberhitze knusprig aufgebacken und lauwarm
gereicht. Vorgebackene Teiglinge können Sie
auch tiefkühlen. Zum Servieren einfach auf-
tauen und wie beschrieben fertig backen.

BUCHWEIZENLIWANZEN

GLUTENFREIE BROTALTERNATIVE

1 Ei • 1 TL Honig • 200 g Buchweizenmehl •
½ TL Flohsamenmehl • 1 TL Trockenhefe (gluten-
frei) • 1 Spritzer Zitronensaft
Außerdem: Kokosöl zum Ausbacken

Für 12 Stück • 15 Min. Zubereitung • 1 Std. Ruhen
Pro Stück ca. 110 kcal, 1 g E, 5 g F, 14 g KH

1. Das Ei trennen. Eigelb mit 300 ml lauwar-mem Wasser und Honig in einer Rühr-schüssel verrühren.
2. Buchweizen- und Flohsamenmehl sowie Hefe zugeben und die Masse mit einem Schneebesen oder Handrührgerät kräftig verrühren. Die Masse soll eine zähflüssige bis breiige Konsistenz haben, bei Bedarf noch etwas Wasser zugeben.
3. Den Teig zugedeckt an einem warmen Ort gut aufgehen lassen, das dauert ca. 1 Std.
4. Das Eiweiß mit Zitronensaft zu Schnee schlagen und vorsichtig unter die aufge-gangene Masse heben.
5. Eine Pfanne auf sehr kleiner Flamme erhit-zen, ein Küchenpapier mit Kokosöl tränken und die Pfanne damit ausreiben, nachein-ander je 2 EL Teig in die Pfanne geben und zu handtellergroßen Küchlein ausstreichen. Hell anbacken lassen, wenden und die zweite Seite backen. Die Liwanzen auf ein Backblech umsetzen. So fortfahren, bis die Masse aufgebraucht ist. Die Liwanzen sol-len nur eine leichte Bräunung haben, nicht fettig oder trocken sein. Sie müssen noch nicht vollständig durchgebacken sein.
6. Vor dem Servieren die vorgebackenen Liwanzen im Ofen bei 100° ca. 10–15 Min. erwärmen. Dabei backen sie durch und werden dann warm serviert.

VARIANTEN & VORRAT

Liwanzen sind kleine dicke Hefepfannkuchen aus der böhmischen Küche. Aus dem Teig können Sie auch Blinis, Pancakes, Poffertjes und Waffeln backen. Für Blinis und Pancakes den Teig etwas flüssiger anrühren und in der Pfanne etwas größer ausstreichen. Pancakes vertragen außerdem etwas mehr Süße. Auch für Waffeln sollten Sie den Teig flüssiger an-rühren und noch etwas flüssige Margarine oder Öl dazugeben. Die vorgebackenen Teig-linge sind zum Tiefkühlen geeignet. Angetaut können sie im Toaster aufgebacken werden.

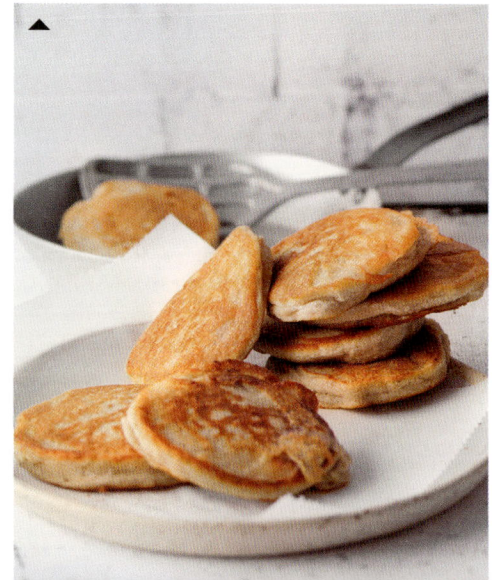

MOUSSE AU CHOCOLAT

PURER SCHOKOGENUSS

2 Eier • 1 TL Zucker • 2 EL Espresso • 1 Msp. ge-
mahlene Vanille • 60 g Zartbitterschokolade
(milchfrei, glutenfrei, 70–80 % Kakaogehalt) •
15 g Kokosbutter

Für 2 Personen • 30 Min. Zubereitung •
1 Std. Kühlen
Pro Portion ca. 300 kcal, 8 g E, 21 g F, 18 g KH

1. Einen Wok oder breiten Topf zwei Finger hoch mit Wasser füllen und das Wasser zum Kochen bringen. Die Eier trennen. Die Eigelbe in einem Schneekessel mit Zucker, Espresso und Vanille über dem Wasserbad warm aufschlagen. Dann in kaltem Wasser abkühlen.
2. Die Eiweiße steif schlagen.
3. Die Schokolade mit der Kokosbutter in einen kleinen Topf geben und langsam im Wasserbad schmelzen. Dann unter die aufgeschlagene Eigelbmasse ziehen. Zum Schluss den Eischnee unterheben.
4. Die Masse nach Belieben in Gläser oder Schalen abfüllen und im Kühlschrank abgedeckt auskühlen lassen.

VERWENDUNG

Mit dieser Mousse können Sie auch selbst gemachte Pralinen füllen. Als Schokocremeschicht auf Torten schmeckt sie ebenfalls hervorragend.

ROSENSORBET

ERFRISCHENDES AROMASPIEL

50 g frische Damaszener-Rosen (ersatzweise Blüten
anderer Duftrosen) • 50 g flüssiger Honig •
250 g Erdbeeren • 1 Zitrone • 50 ml Kokossahne

Für 2 Personen • 20 Min. Zubereitung •
2 Std. Ziehen • 1 Std. Kühlen
Pro Portion ca. 160 kcal, 2 g E, 3 g F, 28 g KH

1. Die Blütenblätter von den Kelchen abzupfen, mit dem Honig mischen und 1–2 Std. durchziehen lassen.
2. Die Zitrone auspressen. Die Erdbeeren waschen, putzen und zu den Rosenblättern geben. Zitronensaft und Kokossahne dazugeben.
3. Die Zutaten im Standmixer pürieren und direkt in der Eismaschine frieren. Die Zutaten dafür nicht vorkühlen, wie häufig in Betriebsanleitungen angegeben, weil dabei die Kokossahne ausflockt.
(siehe Foto Seite 130)

VARIANTE

Nach diesem Rezept können Sie auch einen köstlichen Erdbeer-Rosen-Salat zubereiten. Ersetzen Sie dafür die Kokossahne durch 1 cl Crème de Pêche de Vigne (Weinbergpfirsichlikör) und schneiden Sie die Erdbeeren nach dem Waschen in mundgerechte Stücke. Dann einfach alle Zutaten vorsichtig mischen, statt sie zu mixen.

BÜCHER, DIE WEITERHELFEN

Allende, Isabel
Aphrodite: Eine Feier der Sinne
Suhrkamp

Aron, Elaine N.
Sind Sie hochsensibel?
mvg Verlag

Bode, Sabine
Kriegsenkel. Die Erben der vergessenen Generation
Klett-Cotta

Fuchs, Thomas
Leib, Raum, Person. Entwurf einer phänomenologischen Anthropologie
Klett Cotta

Logue, Alexandra W.
Die Psychologie des Essens und Trinkens
Spektrum Verlag

Lowen, Alexander
Bioenergetik: Therapie der Seele durch Arbeit mit dem Körper
Rowohlt

Parlow, Georg
Zart besaitet
Festland-Verlag

Sellin, Rolf
Wenn die Haut zu dünn ist. Hochsensibilität – vom Manko zum Plus
Kösel-Verlag

Trappmann, Birgit
Hochsensitiv: Einfach anders und trotzdem ganz normal
VAK Verlags GmbH

GRÄFE UND UNZER VERLAG

Heintze, Anne
Auf die leise Weise: Wie Introvertierte ihre Stärken erkennen und nutzen

Heintze, Anne
Ich spüre was, was du nicht spürst

Kirschner-Brouns, Suzann; Roemer, Cordula
Hochsensibel – Leichter durch den Alltag ohne Reizüberflutung

ADRESSEN, DIE WEITERHELFEN

Internet-Links
https://ernaehrung-heilen.de
Webpräsenz und Blog der Autoren; Infos und Angebote speziell zum Thema Ernährung und Gesundheitspflege bei Hochsensibilität.

https://www.histamin-pir.at
Gut gemachte Seite mit Infos zum Thema Histamin.

http://www.hochsensibel.org
Seite des Informations- und Forschungsverbunds Hochsensibilität e. V. mit Kontaktliste und hilfreichen Infos.

https://hochsensibilitaet-der-kongress.de
Webpräsenz des deutschen Kongresses für Hochsensibilität.

https://hsperson.com
Webpräsenz und Blog von Elaine N. Aron mit Test auf Hochsensibilität.

https://www.hsp-kongress.ch
Webpräsenz des Schweizer HSP-Kongresses.

SACHREGISTER

Muskeln 17, 24, 37

REZEPTREGISTER

IMPRESSUM

© 2019 GRÄFE UND UNZER VERLAG GmbH, München
Alle Rechte vorbehalten. Nachdruck, auch auszugsweise, sowie Verbreitung durch Bild, Funk, Fernsehen und Internet, durch fotomechanische Wiedergabe, Tonträger und Datenverarbeitungssysteme jeder Art nur mit schriftlicher Genehmigung des Verlages.

Projektleitung: Silvia Herzog / Nadine Widl
Lektorat: Ulrike Geist
Bildredaktion: Simone Hoffmann
Umschlaggestaltung und Layout: independent Medien-Design, Horst Moser, München
Herstellung: Martina Koralewska
Satz: Reemers Publishing Services GmbH, Krefeld
Reproduktion: Repro Ludwig, Zell am See
Druck und Bindung: Firmengruppe Appl, aprinta druck, Wemding
Printed in Germany

ISBN 978-3-8338-6834-4

1. Auflage 2019

Die GU-Homepage finden Sie unter www.gu.de

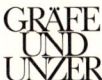

www.facebook.com/gu.verlag

GRÄFE UND UNZER

Ein Unternehmen der
GANSKE VERLAGSGRUPPE

Bildnachweis

Cover: Jochen Arndt
Fotoproduktion: Kramp + Goelling
Food-Styling: Maik Schacht, Hamburg
Illustrationen: Claudia Lieb
Weitere Fotos: BLENDE 11: S. 4; botanikfoto: S. 43; mit freundlicher Genehmigung von Dr. Jörg Mayer: S. 4; EyeEm: S. 62; Fotolia: S. 22, 30, 71, 81; Gerhard Glück für DIE ZEIT: S. 48; Getty Images: S. 12, 76, 84, 93, 95, 110, 115, 122; iStockphoto: S. 14, 28, 46, 50, 53, 58, 61, 72, 88, 96, 102, 110; Mauritius Images: S. 8; Plainpicture: S. 6, 11, 20; Seasons Agency: S. 67; Shutterstock: S. 54, Innenklappe vorne, Außenklappe hinten; StockFood; S. 25, 32; Stocksy: S. 79, 98, 125; Unsplash: S. 101; www.ritter-laden.de: S. 90

Syndication:
www.seasons.agency

Umwelthinweis

Dieses Buch wurde auf PEFC-zertifiziertem Papier aus nachhaltiger Waldwirtschaft gedruckt.

Wichtiger Hinweis

Die Gedanken, Methoden und Anregungen in diesem Buch stellen die Meinung bzw. Erfahrung der Verfasser dar. Sie wurden von den Autoren nach bestem Wissen erstellt und mit größtmöglicher Sorgfalt geprüft. Sie bieten jedoch keinen Ersatz für persönlichen kompetenten medizinischen Rat. Jede Leserin, jeder Leser ist für das eigene Tun und Lassen auch weiterhin selbst verantwortlich. Weder Autoren noch Verlag können für eventuelle Nachteile oder Schäden, die aus den im Buch gegebenen praktischen Hinweisen resultieren, eine Haftung übernehmen.

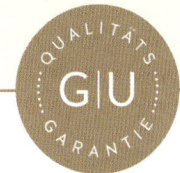

LIEBE LESERINNEN UND LESER,
wir wollen Ihnen mit diesem Buch Informationen und Anregungen geben, um Ihnen das Leben zu erleichtern oder Sie zu inspirieren, Neues auszuprobieren. Wir achten bei der Erstellung unserer Bücher auf Aktualität und stellen höchste Ansprüche an Inhalt und Gestaltung. Alle Anleitungen und Rezepte werden von unseren Autoren, jeweils Experten auf ihren Gebieten, gewissenhaft erstellt und von unseren Redakteuren/innen mit größter Sorgfalt ausgewählt und geprüft.

Haben wir Ihre Erwartungen erfüllt? Sind Sie mit diesem Buch und seinen Inhalten zufrieden? Haben Sie weitere Fragen zu diesem Thema? Wir freuen uns auf Ihre Rückmeldung, auf Lob, Kritik und Anregungen, damit wir für Sie immer besser werden können. Und wir freuen uns, wenn Sie diesen Titel weiterempfehlen, in Ihrem Freundeskreis oder bei Ihrem online-Kauf.

Sollten wir Ihre Erwartungen so gar nicht erfüllt haben, tauschen wir Ihnen Ihr Buch jederzeit gegen ein gleichwertiges zum gleichen oder ähnlichen Thema um.

KONTAKT
GRÄFE UND UNZER VERLAG
Leserservice
Postfach 86 03 13
81630 München
E-Mail: leserservice@graefe-und-unzer.de

Telefon: 00800 / 72 37 33 33*
Telefax: 00800 / 50 12 05 44*
Mo-Do: 9.00–17.00 Uhr
Fr: 9.00–16.00 Uhr
(*gebührenfrei in D,A,CH)

MEHR ENERGIE,
MEHR WOHLBEFINDEN!

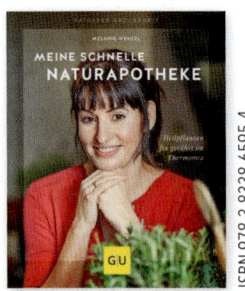
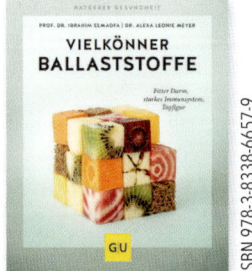
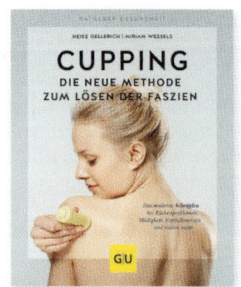
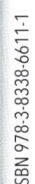
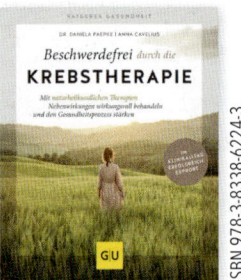
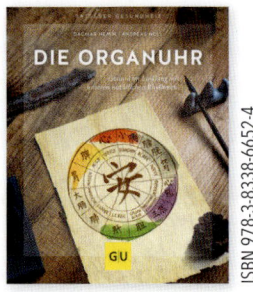
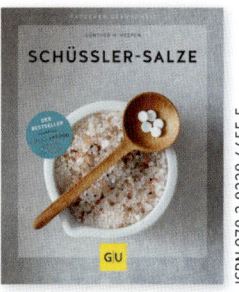
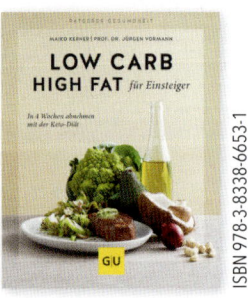
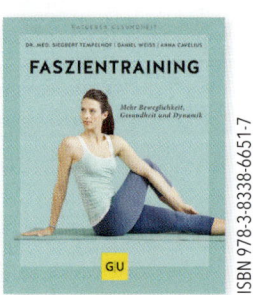
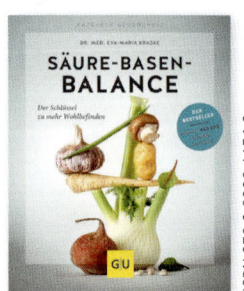
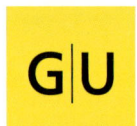